高等院校医学实验教学系列教材

药物分析化学实验指导

主　　编　杨冬芝

副 主 编　汤道权　张　帆

编　　委（按姓氏汉语拼音排序）

安益强　杜　丹　杜　岩　江相兰　廉淑芹

林奇泗　汤道权　王　杰　杨冬芝　张　帆

科学出版社

北　京

内 容 简 介

根据药物分析相关学科的发展特点和教学需要，本书将药物分析相关实验课程进行整合，分为基础实验知识、实验技术应用和实验思维拓展三个层次，对教学内容实行模块化分割。基础篇涵盖药物分析化学实验基本知识、化学分析实验和仪器分析实验；应用篇涵盖原料药分析、化学药物制剂分析、中药制剂分析和体内药物分析；拓展篇包括综合实验和自拟实验、设计性实验和创新性实验。本书将药物分析和分析化学实验融为一体，有利于学生对药物分析相关知识的系统性学习，提高学习效果。

本书可供高等院校药学类、中药类、药物分析、制药工程及相关专业学生使用，也可供相关科研单位技术人员参阅。

图书在版编目（CIP）数据

药物分析化学实验指导/杨冬芝主编.—北京：科学出版社，2022.12
高等院校医学实验教学系列教材
ISBN 978-7-03-073812-7

Ⅰ.①药…　Ⅱ.①杨…　Ⅲ.①药物分析–分析化学–化学实验–高等学校–教材　Ⅳ.① R917-33

中国版本图书馆 CIP 数据核字（2022）第 221164 号

责任编辑：王锞韫/责任校对：张小霞
责任印制：赵　博/封面设计：陈　敬

科学出版社 出版
北京东黄城根北街 16 号
邮政编码：100717
http://www.sciencep.com
三河市春园印刷有限公司印刷
科学出版社发行　各地新华书店经销
*
2022 年 12 月第　一　版　　开本：787×1092 1/16
2024 年 5 月第三次印刷　　印张：9 3/4
字数：240 000
定价：45.00 元
（如有印装质量问题，我社负责调换）

前　言

　　分析化学是药物分析的基础，药物分析是分析化学在药学中的应用。《药物分析化学实验指导》秉承"药物分析课程群"的建设理念，基于分析化学和药物分析之间的密切关系，结合新医科背景下对药学人才培养的要求而编写。本书在编写过程中着重培养学生对基本理论的应用及实际操作能力，力求充分体现药学专业特色，做到与理论教材相配套，与实际应用相结合，拓展学生的专业综合能力。本书可供高等院校药学专业及药学相关专业使用。

　　《药物分析化学实验指导》全书分为三篇，即基础篇、应用篇和拓展篇，三者之间是层层递进和相互促进的关系。基础篇是关于分析方法的基本内容，共三章，涵盖药物分析化学实验基本知识、化学分析实验和仪器分析实验。通过基础篇的学习，学生可以强化分析化学基础知识、基本理论和基本技能。应用篇是将分析方法应用于药物检测，共四章，涵盖原料药分析、化学药物制剂分析、中药制剂分析和体内药物分析。通过应用篇的学习，学生可以掌握药物分析基本原理和基本操作技术。拓展篇是基本技能实验的补充，共三章，涵盖综合实验和自拟实验、设计性实验和创新性实验，旨在培养、提高学生利用药物分析及分析化学知识解决实际问题的能力和动手能力，为今后的药学研究工作奠定扎实的基础。

　　参加本书编写工作的有杨冬芝、汤道权、张帆、安益强、杜丹、杜岩、江相兰、廉淑芹、林奇泗、王杰。全书由杨冬芝、汤道权和张帆整理定稿。

　　本书的编写工作得到徐州医科大学药学院的大力支持，在此致以诚挚感谢。

　　书中存在的不妥之处，恳请各位读者批评指正。

杨冬芝

2021 年 12 月 20 日

目 录

第一篇 基 础 篇

第一篇 基 础 篇

第一章 药物分析化学实验基本知识

第一节 药物分析化学实验的目的和要求

药物分析化学实验是一门综合性实验学科,主要内容包括各种分析方法的介绍及在药物分析中的应用,主要针对药学及药学相关专业的学生而开设。药物分析化学实验课的目的是使学生:巩固和加深对基本化学和仪器分析方法的理解;熟练掌握分析的基本操作和技能;学会正确应用所学的方法来分析不同的药物,包括原料药分析、制剂分析、中药分析和体内药物的分析;熟悉不同药物、不同剂型的分析特点和分析方法;正确处理实验数据和表达实验结果;培养良好的实验习惯及独立思考、分析问题和解决问题的能力;为从事药品质量研究与检验、新药研究开发、临床药物分析等工作奠定坚实的基础。本书分为基础篇、应用篇和拓展篇三部分,将分析化学、药物分析及体内药物分析紧密联系起来。

为达到上述教学目的,对参与药物分析化学实验课的学生提出以下基本要求。

1. 认真预习。每次实验课前学生必须明确实验目的和要求,理解分析方法和分析仪器工作的基本原理,熟悉实验内容、操作程序及注意事项,提出不清楚的问题,写好预习报告,做到心中有数。

2. 仔细实验,如实记录,积极思考。实验过程中,学生要认真地学习有关分析方法的基本操作技术,在教师的指导下正确使用仪器,要严格按照规范进行操作。细心观察实验现象,及时将实验条件和现象及分析测试的原始数据记录于实验记录本上,不得随意涂改;同时要勤于思考分析问题,特别是在拓展篇部分,要自行设计和完成实验,培养独立实验能力。

3. 认真写好实验报告。学生应认真整理、分析、归纳、计算实验结果,并及时写好实验报告。实验报告一般包括实验名称、实验日期、实验原理、主要试剂和仪器及其工作条件、实验步骤、实验数据(或图谱)及其分析处理、实验结果和讨论。实验报告应简明扼要,图表清晰。

4. 严格遵守实验室规则,注意安全。在实验过程中,学生应保持实验室内安静、整洁,保持实验台面清洁,将仪器和试剂按照规定整齐有序摆放。爱护实验仪器设备,实验中如发现仪器工作不正常,应及时报告教师处理。实验中要注意节约和环保。安全使用电、煤气和有毒或腐蚀性的试剂。每次实验结束后,应将所用的试剂放回原处、仪器复原,清洗好用过的器皿,整理好实验室。

5. 实验期间不得擅自离开实验室;进行讲义指定内容外的实验或重新做实验须经教师批准。

第二节 药物分析化学实验的一般知识

一、实验室安全知识

在药物分析化学实验中,经常使用有腐蚀性的、易燃易爆的或有毒的化学试剂;大量使用易破损的玻璃仪器和某些精密分析仪器;使用煤气、水、电等。药物分析化学实验室主要应预防化学药品中毒,操作过程中的烫伤、割伤、腐蚀等危害人身安全的各种事故和燃气、高压气体、高压电源、易燃易爆化学品可能产生的火灾、爆炸及漏水等事故。为确保实验的正常进行和实验人员的人身安全，实验中必须严格遵守实验室的安全规则，主要包括如下几条。

1. 进入实验室，应着实验服，进行具有一定危险性的实验时，应穿戴防护用具（如防护面具、防护口罩、防护手套等）。

2. 实验室内严禁饮食、吸烟，实验中注意不要用手摸脸、眼等部位，切勿以实验用容器代替水杯、餐具使用。一切化学试剂严禁入口，实验完毕后必须洗手。

3. 使用浓酸、浓碱及其他具有强烈腐蚀性的试剂时，操作要小心，防止溅伤和腐蚀皮肤、衣物等。如不小心溅到皮肤和眼内，应立即用水冲洗，然后用 5% 碳酸氢钠溶液（酸腐蚀时采用）或 5% 硼酸溶液（碱腐蚀时采用）冲洗，最后用水冲洗。涉及浓硝酸、浓盐酸、浓硫酸、浓高氯酸、浓氨水等的操作，均应在通风橱中进行。夏天开启浓氨水、浓盐酸时一定要先用自来水将其冷却，再打开瓶盖。使用 KCN、As_2O_3、$HgCl_2$ 等剧毒品时，要实行登记制度，取用时要特别小心，切勿泼洒在实验台面和地面上，用过的废物、废液不可乱扔、乱倒，要回收或加以特殊处理。

4. 使用高压气体钢瓶时，要严格按操作规程进行操作。例如，在原子吸收光谱实验室中所用的各种火焰，其点燃与熄灭的原则：先开助燃气，再开燃气；先关燃气，再关助燃气（即燃气按迟到早退原则开启）。乙炔钢瓶应存放在远离明火、通风良好、温度低于 35 ℃的地方。钢瓶在更换前仍应保持一部分压力。

5. 在进行仪器分析实验时，应在仔细阅读仪器操作规程后或经教师讲解后再动手操作仪器。

6. 安全使用水、电、煤气。离开实验室时，应仔细检查水、电、煤气、门窗是否关好。

7. 如果发生烫伤或割伤应及时处理，严重者应立即送医院治疗。

8. 实验过程中万一失火，不要惊慌，应尽快切断电源或燃气源，用石棉布或湿抹布熄灭（盖住）火焰。密度小于水的非水溶性有机溶剂着火时，不可用水浇，以防止火势蔓延。电器着火时，不可用水冲，以防触电，应使用干冰或干粉灭火器灭火。衣服着火时，切忌奔跑，应就地躺下滚动，或用湿衣服在身上抽打灭火。

9. 实验室应保持室内整齐、干净。不能将毛刷、抹布扔在水槽中。注意保持水槽清洁，禁止将固体物、玻璃碎片等扔入水槽内，以免造成下水道堵塞。此类物质及废纸、废屑应放入废纸箱或实验室规定的地方。

二、分析化学实验的常用试剂和水

（一）常用化学试剂

化学试剂种类繁多，分析化学实验中常用的有一般试剂、基准试剂和专用试剂。

一般试剂是实验室中最普遍使用的试剂，以其所含杂质的多少可划分为优级纯、分析纯、化学纯和实验试剂等四个等级，我国统一规定的试剂级别标志和适用范围等见表 1-1。在一般分析工作中，通常使用分析纯级的试剂。

表 1-1　一般试剂的级别和标志

级别	名称	英文名称	符号	标签颜色	适用范围
一级	优级纯（保证试剂）	guaranteed reagent	GR	绿色	精密分析实验
二级	分析纯（分析试剂）	analytical reagent	AR	红色	一般分析实验
三级	化学纯	chemically pure	CP 或 P	蓝色	一般化学实验
四级	实验试剂（医用）	laboratorial reagent	LR	浅紫色或黑色	普通实验及制备实验
	生物试剂	biological reagent	BR 或 CR	黄色等	生物化学及医学实验

　　基准试剂的特点是主体含量高而且准确可靠,可作为滴定分析法的基准物质,也可用于直接法配制标准溶液。我国规定滴定分析的第一基准和滴定分析工作其基准主体含量分别为 $100\% \pm 0.02\%$ 和 $100\% \pm 0.05\%$。

　　专用试剂是指具有专门用途的试剂,如色谱分析标准试剂、磁共振分析用试剂、光谱纯试剂等。专用试剂主体含量较高,杂质含量很低,但不能作为分析化学中的基准试剂。

　　选择试剂时,不要盲目追求纯度高,应根据分析工作的具体情况进行选择。例如,配制铬酸洗液时,仅需工业用的 $K_2Cr_2O_7$ 及工业浓硫酸即可,若用 AR 级的 $K_2Cr_2O_7$,必定造成浪费。当然,也不能随意降低试剂的规格而影响分析结果的准确度。

（二）分析用水

　　纯化水是分析化学实验中最常用的纯净溶剂和洗涤剂。根据实验的任务和要求不同,对水的纯度要求也不同。我国将分析实验用水分为三级。化学分析实验常用三级水(一般蒸馏水或去离子水);仪器分析实验多用二级水(重蒸水或离子交换水);超纯物质的分析,用高纯化水(一级水)。下面列举一些纯化水的制备方法。

　　1. 蒸馏水　将自来水在蒸馏装置中加热汽化,然后将蒸汽冷凝即可得到蒸馏水。由于杂质离子一般不挥发,所以蒸馏水中所含杂质比自来水少得多,比较纯净,可达到三级水的指标,但还有少量金属离子、二氧化碳等杂质。

　　2. 重蒸水（二次蒸馏水）　将一次蒸馏水或去离子水进行二次蒸馏即得重蒸水,重蒸水一般可达到二级水指标。第二次蒸馏通常采用石英亚沸蒸馏器,其特点是在液面上方加热,使液面始终处于亚沸状态,可使水蒸气带出的杂质减至最低。另外,制备一些无特殊杂质的蒸馏水可采用以下办法:如制备无有机物的蒸馏水可加入碱性 $KMnO_4$;无硼蒸馏水可加入甘露醇;无氨蒸馏水,加入 H_2SO_4 调至 $pH < 2$;无酚蒸馏水加 NaOH 调节至 $pH > 11$;无 CO_2 蒸馏水可将普通蒸馏水或去离子水煮沸至少 10 min(水多时),或使水蒸发量达 10% 以上(水少时)。

　　3. 去离子水　去离子水是使自来水或普通蒸馏水通过离子树脂交换柱后所得的水。制备时一般将水依次通过阳离子树脂交换柱、阴离子树脂交换柱和阴阳离子树脂混合交换柱。这样得到的水纯度比蒸馏水纯度高,质量可达到二级或一级水指标,此种方法对非电解质及胶体物质无效,同时会有微量的有机物从树脂溶出,因此,根据需要可将去离子水进行重蒸馏以得到高纯化水。由于纯化水在储存和与空气接触中都会引起电导率的改变,而且水越纯,其影响越显著,所以一级水必须临用前制备,不宜存放。

三、玻璃仪器的洗涤

　　在分析工作中,洗涤玻璃仪器不仅是一项必需做的实验前的准备工作,也是一项技术性工作。仪器洗涤是否符合要求,对检验结果的准确度和精密度均有影响。洁净标准为玻璃仪器洁净透明,内外壁能被水均匀地湿润且不挂水珠。

　　下面以一般定量化学分析为主介绍常用的洗涤剂和仪器的洗涤方法。

（一）常用的洗涤剂

　　1. 铬酸洗液　铬酸洗液是用 $K_2Cr_2O_7$ 和浓硫酸配制而成。$K_2Cr_2O_7$ 在酸性溶液中,有很强的氧化能力,能除去无机物、油污和部分有机物。这种洗液在实验室内使用最为广泛。

　　配制方法:称取 10 g $K_2Cr_2O_7$(工业级即可),先用 1 ～ 2 倍的蒸馏水加热溶解,稍冷后,在不断搅拌下,缓慢加入 200 ml 工业级浓硫酸(注意不能将蒸馏水或溶液加入浓硫酸中),冷却后,装入洗液瓶备用。新配制的洗液为红褐色,氧化能力很强。当洗液用久后变为墨绿色,即说明洗液已经失效，须重新配制。铬酸洗液腐蚀性很强，在使用时要注意不能溅到身上，以防"烧"破衣服和损伤皮肤。洗涤时先尽量将水沥干，再倒入适量铬酸洗液，转动或摇动仪器，让洗液布满仪器内壁，待与污物充分作用后，将铬酸洗液倒回原瓶中（切勿倒入水池）。

2. 合成洗涤剂 主要是洗衣粉、洗洁精等，适用于去除油污和某些有机物。

3. HCl-乙醇溶液 是 HCl（AR）和乙醇（1∶2）的混合溶液，用于洗涤被有色物污染的比色皿、容量瓶和移液管等。

4. 有机溶剂洗涤液 主要是丙酮、乙醚、苯或 NaOH 的饱和乙醇溶液，用于洗去聚合物、油脂及其他有机物。

（二）洗涤方法

洗涤分析实验用的玻璃器皿时，一般要先用洗涤剂洗去污物，用自来水冲净洗涤剂，至内壁不挂水珠后，再用纯化水（蒸馏水或去离子水）淋洗三次。去除油污的方法视器皿而异，烧杯、锥形瓶、量筒和离心管等可用毛刷蘸合成洗涤剂刷洗。滴定管、移液管、吸量管和容量瓶等具有精密刻度的玻璃量器，不宜用刷子刷洗，可以用合成洗涤剂浸泡一段时间。若仍不能洗净，可用铬酸洗液洗涤。光学玻璃制成的比色皿可用热的合成洗涤剂或 HCl-乙醇溶液浸泡内外壁数分钟（时间不宜过长）。洗涤仪器时需注意如下事项。

1. 不是任何器具都要用洗涤剂和洗液进行洗涤。常规使用中的器皿，没有污物时，可只用自来水洗涤。

2. 使用洗涤剂和洗液洗涤的器皿一定要用自来水将洗涤剂和洗液彻底冲洗干净，不得有任何残留。

3. 使用自来水冲洗或纯化水淋洗时，都应遵循少量多次的原则，且每次都尽量将水沥干，以提高效率。

四、溶液的配制

分析化学中需要配制滴定分析用标准溶液、仪器分析中制备校正曲线用的标准溶液和测量溶液 pH 用标准缓冲溶液及其他一般溶液。

滴定分析的标准溶液用基准物质（基准试剂和某些纯金属）配制，基准物质的性质等已在分析化学教材中介绍。配制仪器分析中的标准溶液可能用到专用试剂、高纯度试剂、纯金属及其他标准物质、优级纯及分析纯试剂等。配制 pH 标准缓冲溶液的纯化水电导率不大于 0.02 mS/m，配制碱性溶液所用纯化水应预先煮沸 15 min 以上，以除去其中的 CO_2。

配制溶液时，要牢固树立"量"的概念，要根据溶液浓度的准确度要求，合理选择称量用的天平和量取溶液的量器（量筒或移液管），确定数据记录的有效数字位数。

易侵蚀或腐蚀玻璃的溶液，如含氟的盐类及苛性碱等应保存在聚乙烯瓶中；易挥发、分解的溶液，如 $KMnO_4$ 溶液、I_2 溶液、$Na_2S_2O_3$ 溶液、$AgNO_3$ 溶液、氨水，以及 CCl_4、三氯甲烷、丙酮、乙醚、乙醇等有机溶剂应置棕色瓶中，密闭，于阴凉暗处保存。配好的溶液应立即贴上标签，注明试液的名称、浓度及配制日期。

第三节　实验数据记录、处理和实验报告

在分析化学试验中，为了得到准确的测量结果，不仅应认真规范地进行实验操作，精确地测量各项数据，还应正确记录测得数据和计算、表达分析结果，必要时还应对数据进行统计处理，因为分析结果不仅表示试样中待测组分含量高低或某项物理量的大小，还应反映出测量结

果的准确程度。同时，实验结束后，应根据实验记录进行整理，及时认真地写出实验报告，这是培养学生分析、归纳能力及严谨细致科学作风的重要途径。以下对实验记录、分析数据及实验报告书写等提出基本要求。

一、实验记录

实验记录是出具实验报告的原始依据。为保证实验结果的准确性，实验记录必须真实、完整、规范、清晰。

（一）基本要求

1. 实验者应准备专门的实验记录本，标上页码，不得撕去任何一页。不得将文字和数据记录在单页纸或小纸片上，或随意记录在其他任何地方。

2. 应清楚、如实、准确地记录实验过程所发生的重要实验现象、所用的仪器及试剂、主要操作步骤、测量数据及结果。要有严谨的科学态度，要实事求是，切忌掺杂个人主观因素，绝不能拼凑或伪造数据。

3. 进行记录时，对文字记录，应字迹清晰、条理清楚、表达准确；对数据记录，可采用列表法，书写时应整齐统一，数据位数应符合有效数字的规定。

4. 实验记录应用钢笔、圆珠笔、签字笔等书写，不得用铅笔，不得随意涂改实验记录。遇有读错数据、计算错误等需要修正时，应将错误数据用线划去，并在其上方写上正确的数据。

（二）数据记录

应严格按照有效数字的保留原则记录测量数据。有效数字是指在分析工作中实际上能测量到的数字。有效数字的保留原则：在记录测量数据时，应保留一位欠准数（即末位有 ±1 的误差），其余均为准确值，即应记录至仪器最小分度值的下一位。有效数字位数不仅表示数值的大小，而且能反映出仪器测量的准确程度。

例如，用分度值为万分之一的分析天平称量时，应记录至小数点后第四位。例如，称量某试样的质量为 0.1220 g，该数值中 0.122 是准确的，最后一位数字"0"是欠准的，可能有正负一个单位的误差，即该试样的实际质量是 0.1220 g±0.0001 g 内的某一数值。若将上述称量结果写成 0.122 g，则意味着该份试样的实际质量是 0.122 g±0.001 g 内的某一数值，测量的精确程度降低。常量滴定管和移液管的读数应记录至小数点后第二位。例如，某次滴定中消耗标准溶液体积为 20.50 ml，即实际消耗的滴定剂体积是 20.50 ml±0.01 ml 内的某一数值。若写成 20.5 ml，则意味着实际消耗的滴定剂体积是 20.5 ml±0.1 ml 内的某一数值，测量精度降低。

总之，有效数字反映了测量结果的精确程度，数据记录绝不能随意增加或减少数值位数。

实验记录上的每一个数据，都是测量结果，所以，重复观测时，即使数据完全相同，也应记录下来。

二、数据整理和结果计算

（一）有效数字修约

一个定量分析往往要经过一系列步骤，并不只是一次简单的测量。在各步实验中所测得的数据，由于测量的准确程度不尽相同，因而有效数字的位数可能存在差异，这样计算结果的有效数字位数就受到测量值（尤其是误差最大的测量值）有效数字位数的限制。因此，对有效数字位数较多（即误差较小）的测量值，应将多余的数字舍弃，该过程称为数据修约。

有效数字的修约规则为"四舍六入五成双"。即当多余尾数首位≤4时，舍去；多余尾数首位≥6时，进位；多余尾数首位为5，若5后数字不为0时，进位；若5后数字为0时，则视5前数字是奇数还是偶数，若是奇数则进位，若是偶数则舍去。例如，将下列数据修约为四位有效数字：14.2442→14.24，24.4863→24.49，15.0250→15.02，15.0150→15.02，15.0251→15.03。

（二）数据处理

当得到一组平行测量数据后，不要急于将其用于分析结果的计算，一般应进行可疑数据的取舍、精密度考察及系统误差校正后，再将测量数据的平均值用于分析结果的计算。

1. 可疑数据的取舍　首先应剔除由于明显原因（如过失误差）而与其他测定结果相差甚远的那些数据；对于一些对精密度影响较大而又原因不明的可疑数据，则应通过 Q 检验或 G 检验来确定其取舍。

2. 精密度考察　一般用标准差（S）或相对标准差（RSD）衡量测定结果的精密度。有时也用平均偏差和相对平均偏差表示。若精密度不符合分析要求，说明测定中存在较大的偶然误差，应适当增加平行测定的次数后再作考察，直到精密度达到要求。

3. 系统误差校正　通过进行对照实验、空白实验及校准仪器等，校正测量中的系统误差。若条件允许最好进行 t 检验（如用实验数据均值与标准值进行比较），以确定分析方法是否存在系统误差。

（三）分析结果计算

分析结果的准确度必然会受到分析过程中测量值误差的制约。在计算分析结果时，每个测量值的误差都要传递到分析结果中去。因此，有效数字的运算也应根据误差传递规律，按照有效数字的运算规则进行，并对计算结果的有效数字合理取舍，才不会影响分析结果准确度。

根据误差传递规律，加减法的和或差的误差是各个数值绝对误差的传递结果。所以，计算结果的绝对误差必须与各数据中绝对误差最大的那个数据相当。即几个数据相加或相减时，和或差的有效数字的保留，应以参加运算的数据中绝对误差最大（小数点后位数最少）的数据为准。

乘除法的积或商的误差是各个数据相对误差的传递结果。所以，计算结果的相对误差必须与各数据中相对误差最大的那个数据相当。即几个数据相乘除时，积或商有效数字的保留位数，应以参加运算的数据中相对误差最大（有效数字位数最少）的数据为准。

三、实验数据的整理和表达

取得实验数据后，应进行整理、归纳，并以准确、清晰、简明的方式进行表达。通常有列表法、图解法和数学方程表示法，可根据具体情况选用。

（一）列表法

列表法以表格形式表示数据，具有简明直观、形式紧凑的特点，可在同一表格内同时表示几个变量间的变化情况，便于分析比较。一般用三线表表示（表1-2），制表时须注意以下几点。

1. 每一表格应有表序及完整而简明的表题。在表题不足以说明表中数据含义时，可在表格下方附加说明，如有关实验条件、数据来源等。

2. 将一组数据中的自变量和因变量按一定形式列表，自变量的数值常取整数或其他适当的值，其间距最好均匀，按递增或递减的顺序排列。

3. 表格的行首或列首应标明名称和单位。名称及单位尽量用符号表示，并采用括号制，

如 V（ml），p（MPa），T（K）等。

4. 同一列中的小数点应上下对齐，以便相互比较；数值为零时应记作"0"，数值空缺时应记一横线"—"；若某一数据需要特殊说明时，可在数据的右上标位置作标记，如"*"，并在表格下方附加说明，如该数据的处理方法或计算公式等。

表 1-2　三线表表达实验数据示例

	I	II	III
m_1（g）	18.5678	18.0646	17.5214
m_2（g）	18.0646	17.5214	17.0228
$m_{Na_2SO_4}$（g）	0.5032	0.5432	0.4986

（二）图解法

图解法是以作图的方式表示数据并获取分析结果的方法。即将实验数据按自变量与因变量的对应关系绘成图形，从中得出所需的分析结果，其特点是能够将变量的变化趋势更为直观地显示出来，如极大、极小、转折点、周期性等。图解法在仪器分析中广泛应用，如电位滴定法中的 E-V 曲线法、一级微商法及二级微商法作图计算滴定终点，分光光度法中利用吸收曲线确定光谱特征数据及进行定性定量分析等。作图的方法以前多采用格兰（Gran）计算图纸作图，随着计算机的普及，现基本使用电脑作图（常用的有 Excel 和 Origin 软件）。

对作图的基本要求：能够反映测量的准确度；能够表示出全部有效数字；易于从图上直接读取数据；图面简洁、美观、完整，作图时应注意以下几点。

1. 作图时多采用直角坐标系；若变量之间的关系为非线性的，可选用半对数或对数坐标系将其变为线性关系；有时还可采用特殊规格的坐标系，如电位法中连续标准加入法则要用特殊的格兰计算图纸作图求解。

2. 一般 x 轴代表自变量（如浓度、体积、波长等），y 轴代表因变量（仪器响应值，如电位、电流、吸光度、透光率等）。坐标轴应标明名称和单位，尽量用符号表示，并采用括号制。在图的下方应标明图序、图题及必要的图注。

3. 直角坐标系中两变量的全部变化范围在两轴上表示的长度应相近，以便正确反映图形特征；坐标轴的分度应尽量与所用仪器的分度一致，以便从图上任一点读取数据的有效数字与测量的有效数字一致，即能反映出仪器的精确程度。

4. 作直线时，可将测量值绘于坐标系中形成系列数据点，按照点的分布情况作一直线。根据偶然误差概率性质，函数线不必通过全部点，但应通过尽可能多的点，不能通过的应均匀分布在线的两侧邻近，使所描绘的直线能近似表示出测量的平均变化情况。

5. 作曲线时，在曲线的极大、极小或转折处应多取一些点，以保证曲线所表示规律的可靠性。若发现个别数据点远离曲线，但又不能判断被测物理量在此区域有何变化时，应进行重复实验以判断该点是否代表变量间的某些规律性，否则应当舍弃。

6. 若需要在一张图上绘制多条曲线时，各组数据点应选用不同符号，或采用不同颜色的线条，以便于相互区别比较；需要标注时，尽量用简明的阿拉伯数字或字母标注，并在图下方注明各标注的含义。

（三）数学方程表示法

以数学方程表示变量间关系的方法称为数学方程表示法，也称为解析法。将大量实验数据进行归纳处理，从中概括出各种物理量间的函数关系式，这样不仅表达方式简洁直观，而且能快速准确地进行相关结果的计算，如求微分、积分、内插值、溶液浓度等。在分析化学实验中最常用的解析法是回归方程法，即通过对两变量数据对进行回归分析，求出回归方程，再由此方程求出待测组分的量（或浓度）。

设 x 为自变量，y 为因变量。对于某一 x 值，y 的多次测量值可能有波动，但总是服从一定的分布规律。回归分析就是要找出 y 的平均值 $\bar{y}$ 与 x 之间的关系。若通过相关系数（r）的计算，知道 $\bar{y}$ 与 x 之间呈线性函数关系（$r \geqslant 0.99$），就可以简化为线性回归。用最小二乘法解出回归系数 a（截距）与 b（斜率），即可求出线性回归方程：

$$\bar{y}=a+bx$$

现基本采用计算机中软件，如 Excel 或 Origin 等，将实验数据输入，可很快得出 a、b 及 r 值，无须进行冗繁的运算步骤，十分方便。

四、实 验 报 告

（一）预习报告

实验前要求做好所做实验项目的预习工作并写出预习报告。预习报告包括实验目的、实验原理、实验仪器及试剂、实验基本过程（流程图或框架图）。

（二）原始记录

实验中认真观察现象，记录好原始记录，包括实验当中的数据和实验现象。

（三）写出实验报告

实验完毕后，要及时而认真地写出实验报告，并在指定时间交给教师。实验报告一般包括以下内容。

1. 实验编号、实验名称、实验日期、实验者、合作者等　一般作为实验报告的标题部分。必要时还可注明室温、湿度、气压等。

2. 实验目的与要求　简要说明实验目的和基本要求。只有明确实验目的和基本要求，才能更好地理解实验操作及其依据，做到胸中有数、有的放矢，达到预期的实验效果。

3. 实验原理　说明本实验所依据的方法原理。简要地用文字和化学方程式说明，对有特殊装置的实验，应画出实验装置图。

4. 仪器与试剂　根据实验的实际情况如实记录仪器的名称、型号，主要玻璃器皿的规格、数量，主要试剂的品名、规格、浓度、厂家等，不得照抄教材。

5. 实验步骤　在理解的基础上，根据实验扼要地写出实验步骤，可用框架图或流程图形式简要表达。

6. 实验记录　实验过程中应如实、及时地做好实验记录。这既可训练学生真实、正确地反映客观事实的能力及分析、综合问题的能力，又便于检查实验成功和失败的原因，培养实事求是的科学态度和严谨的学风。

7. 实验数据及处理　列出实验中测得的有关数据（注意此处数据并不是原始数据的简单重复），按相关公式对测量值进行计算（必要时可对测定结果进行精密度和准确度考察），并采用文字列表、作图（如滴定曲线、吸收曲线等）等形式表示分析结果，最后对实验结果作出明确结论。

8. 问题及讨论　这部分内容不限，可结合实验中遇到的问题、现象及实验教材中的思考题进行分析讨论，并应结合分析化学有关理论，对产生误差或实验失败的原因及解决途径进行探讨，以提高自己分析和解决问题的能力；也可写下本次实验的心得、体会和收获，即在理论和实验操作上有哪些收获，对实验操作和仪器装置等的改进建议及实验中的疑难问题等；同时可提出尚未搞清楚的问题，以求得教师的指导。

　　上述各项内容的繁简取舍，应根据各个实验的具体情况而定，以清楚、简练、整齐为原则。实验报告中的有些内容，如实验原理、表格、计算公式等，要求在实验预习时准备好，其他内容则可在实验过程中及实验完成后填写、计算和撰写。

第二章 化学分析实验

第一节 分析天平和称量实验

分析天平是定量分析工作中最重要、最常用的精密仪器。每一项定量分析都直接或间接地需要使用分析天平，而分析天平称量的准确度对分析结果又有很大的影响，因此，必须了解分析天平的构造、性能和原理，并掌握正确的使用方法，避免因天平的使用或保管不当影响称量的准确度。

实验室常用的分析天平有电光分析天平和电子天平，前者是根据杠杆原理设计而成的。20世纪90年代开始使用的电子天平是最新一代天平，是根据电磁力补偿原理设计而成的。电子天平具有自动调零、自动校准、自动去皮和自动显示称量结果等功能，可使称量更加快速准确。目前电子天平已有取代电光分析天平的趋势。以下分别介绍电光分析天平和电子天平的称量原理、结构及称量规则。

（一）电光分析天平

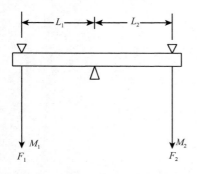

图 2-1 等臂双盘天平原理示意图

1. 称量原理 电光分析天平是根据杠杆原理设计而成（即支点在力点之间），图 2-1 为等臂双盘天平原理示意图。将质量为 M_1 的物体和质量为 M_2 的砝码分别放在天平的左右盘上，L_1 和 L_2 分别为天平两臂的长度。当达到平衡时，有

$$F_1L_1 = F_2L_2$$

F_1 和 F_2 是地心对称量物和砝码的吸引力，即两者的重量。等臂双盘天平 $L_1 = L_2$，所以 $F_1 = F_2$，即 $M_1 g = M_2 g$，故 $M_1 = M_2$，从砝码的质量就可以知道被称物体的质量（习惯上称为重量）。

2. 分类 根据电光分析天平的结构特点，可分为等臂（双盘）分析天平和不等臂（单盘）分析天平两类。它们的载荷一般为 100 ~ 200 g。有时又根据分度值的大小，分为常量分析天平（0.1 mg/分度）、微量分析天平（0.01 mg/分度）和超微量分析天平（0.001 mg/分度）。常用电光分析天平的规格、型号见表 2-1。

表 2-1 常用电光分析天平的规格、型号

种类	型号	名称	规格
双盘天平	TG328A	全机械加码电光天平	200 g/0.1 mg
	TG328B	半机械加码电光天平	200 g/0.1 mg
单盘天平	DT-100A	单盘电光天平	100 g/0.1 mg
	TG-729B	单盘电光天平	160 g/0.1 mg

3. 构造 电光分析天平的种类很多，但其构造大同小异，下面以 TG328A 型双盘全机械加码电光天平为例（图 2-2），介绍其构造。

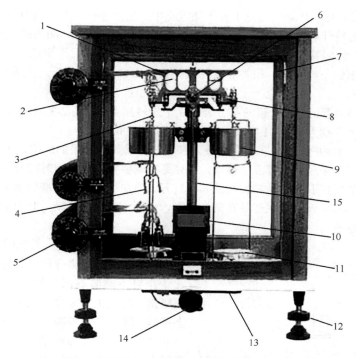

图 2-2　TG328A 型双盘全机械加码电光天平

1. 横梁；2. 平衡螺丝；3. 吊耳；4. 砝码；5. 指数盘；6. 支点刀；7. 框罩；8. 承重刀；9. 阻尼筒；10. 投影屏；
11. 秤盘；12. 螺旋脚；13. 调屏拉杆；14. 升降枢纽；15. 立柱

（1）横梁：天平横梁部分包括天平横梁本身、支点刀、承重刀、平衡螺丝、重心螺丝、指针及微分标尺等部件。

天平的横梁是天平的主要部件，通常由铝铜合金制成。梁上装有三个三棱形的玛瑙刀，其中一个装在正中的称为支点刀，刀口向下；两侧为承重刀，刀口向上。三个刀口必须平行，且在同一水平面上。天平启动后，支点刀口承于固定在立柱上的玛瑙支点刀承上，承重刀口与吊耳支架下面的玛瑙刀承相接触。平衡螺丝可水平进退，用它来调节天平的零点。重心螺丝可以上下活动，用以调节横梁的重心，从而改变天平的灵敏度和稳定性。重心螺丝在检定天平时已经调节好，使用时不要随便调动。指针用来指示平衡位置，在指针下端固定一个透明的标尺，标尺上有刻度，通过光学装置放大即能读数。

（2）立柱：立柱是金属做的中空圆柱，下端固定在天平底座中央。立柱的顶端镶嵌玛瑙刀承，与支点刀相接触。立柱的上部装有能升降的托梁架，关闭天平时它能托住天平横梁，使刀口和刀承分开以减少磨损。中空部分是升降枢纽控制升降枢杠杆的通路。立柱的后上方装有水平仪，用来指示天平的水平位置（气泡处于圆圈中央时，天平处于水平位置，否则，调节天平箱底部的前面两个螺旋脚直至气泡处于圆圈中央）。

（3）悬挂系统：这一系统包括吊耳、秤盘和阻尼筒。在横梁两端的承重刀上各悬挂一个吊耳，吊耳的上钩挂有秤盘，左盘放称量物，右盘放砝码。吊耳的下钩挂有阻尼筒。阻尼筒由两个圆筒组成，外筒固定在立柱上，开口朝上；内筒比外筒略小，开口朝下，挂在吊耳上。两筒间隙均匀，无摩擦，当横梁摆动时，阻尼筒的内筒上下移动，由于筒内空气的阻力，天平横梁很快停止摆动而达到平衡。吊耳、秤盘和阻尼筒上一般都刻有"Ⅰ""Ⅱ"标记，安装时要分左右配套使用。

（4）天平升降枢纽：升降枢纽位于天平底板正中，它连接托梁架、盘托和光源开关。天平启动时，顺时针旋转升降枢纽开关，托梁架下降，梁上的三个刀口与相应的刀承接触，使吊耳及秤盘自由摆动，同时接通了电源，投影屏上显示出标尺的投影，天平进入工作状态。停止称量时，关闭升降枢纽，则横梁、吊耳和盘托被托住，刀口与刀承分开，光源切断，屏幕黑暗，天平进入休止状态。

（5）机械加码装置：在天平箱的左方装有 3 个旋转指数盘（图 2-3 所示），从下到上，3 个指数盘的读数范围分别为 10 ～ 190 g，1 ～ 9 g，10 ～ 990 mg。

（6）天平箱：为保护天平，防止灰尘侵入和空气流动等对天平的影响，天平应安装在镶有玻璃的天平箱内。天平箱前门可上下移动，但只是在调整零点和维修时打开，称量过程中不允许打开。左右两侧门在取放样品和加减砝码时打开，但在调整零点和准确读数时必须关闭，以防气流对称量的影响。天平箱底部装有三个垫脚，后面一个固定不动，前面两个有螺旋脚，用于调节天平水平位置。

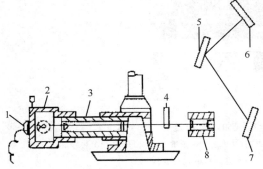

图 2-3　电光天平光学系统示意图

1. 光源；2. 照明筒；3. 聚光管；4. 微分标尺；5，7. 反射镜；
6. 投影屏；8. 物镜筒

（7）光学读数装置：天平的光学读数装置包括变压器、灯泡、微分标尺和光幕等部分。

指针下端装有微分标尺，光源通过光学系统将微分标尺上的分度线放大，再反射到投影屏上读数（图 2-3）。投影屏上有一垂直刻线，根据平衡时微分标尺与该线重合的刻度确定读数。投影屏上显示的微分标尺中间为零，左边为正，右边为负，平衡时如果屏上刻线停在右边，则读数为指数盘上的读数减去微分标尺上读数为最终质量。反之，则加上。

微分标尺左右分别有 10 个大格，每个大格又分为 10 个小格。每一大格表示 1.0 mg。每一小格表示 0.1 mg（图 2-4）。当质量以克作单位时，小数点后的第三、四位数字，由微分标尺上的刻度来确定。天平箱下的调屏拉杆可将投影屏在小范围内左右移动，用于细调天平的零点。

4. 性能指标

（1）天平的零点和停点：天平不载重并处于平衡状态时，指针在投影屏上显示的刻度位置称为零点；载重情况下，天平处于平衡状态时，指针在投影屏上显示的刻度位置称为停点。

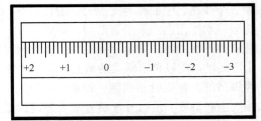

图 2-4　微分标尺读数

调节天平零点时，启动天平，使微分标尺的 0 刻度线与投影屏上的标线重合。若相差不大时，可拨动调平拉杆（亦称微调杆，图 2-2 中 13 所示），左右移动投影屏，使两线重合。若相差较大时，可调整横梁上的平衡螺丝。

（2）灵敏度

1）分析天平的灵敏度是指在一侧盘上增加 1 mg 质量时，天平指针偏转的程度，它反映天平觉察出秤盘上物体质量改变的能力。灵敏度的单位为分度/毫克。实际工作中常用灵敏度的倒数——分度值（或称感量）来表示天平的灵敏程度。所谓分度值，就是使天平的平衡位置在微分标尺上产生一个分度的变化所需的质量（毫克数），分度值越小，灵敏度越高。

$$\text{分度值} = \frac{1}{\text{灵敏度}}$$

例如，双盘半机械加码天平的灵敏度为 10 分度/mg，则分度值为 0.1 mg/分度，即秤盘上 0.1 mg（万分之一克）的质量改变天平就能觉察出来。因此，这类天平称为万分之一天平。

2）影响灵敏度的因素：天平的灵敏度（S）与天平臂长（L）、横梁重（W）、支点到横梁重心的距离（h）有以下关系：

$$S = \frac{L}{Wh}$$

由上式可知，在天平臂长和横梁重固定的情况下，灵敏度与 h 成反比，即重心高，h 小，灵敏度高；重心低，h 大，则灵敏度低。因此可借调节天平横梁的重心螺丝，调节天平的灵敏度。

实际上，天平灵敏度的改变还与天平的三个刀口的质量有关。若刀口锋利，天平摆动时刀口摩擦小，灵敏度高；若刀口缺损，无论如何调节重心螺丝，也不能显著提高天平的灵敏度。因此，使用天平时，应特别注意保护刀口，勿使损伤，在加减砝码和取放被称量物体时，必须关闭天平。

3）天平灵敏度的测定：调节好天平零点后，关闭天平，在左侧秤盘上放置已校准的 10 mg 片码或圈码，开启天平，标尺移至 100±2 分度范围内为合格。若不合格应调节重心螺丝，使灵敏度达到规定的要求。调节重心螺丝时，会引起天平零点的改变，故应重新调节零点再测灵敏度。

（3）稳定性和示值变动性：稳定性是指平衡中横梁经扰动离开平衡位置后，仍自动恢复原位的性能。根据物理学稳定平衡原理，天平稳定的条件是横梁的重心在支点下方，重心越低则越稳定。示值变动性是指在不改变天平状态的情况下多次开关天平，天平平衡位置的重复性。稳定性只与天平横梁的重心位置有关，示值变动性不仅与横梁的重心位置有关，还与气流、震动、温度及横梁的调整状态有关，即示值变动性包括稳定性。

天平的示值变动性实际上也表示称量结果的可靠程度。天平的精确度不单决定于灵敏度，还与示值变动性有关，提高天平横梁的重心可以提高灵敏度，但也使示值变动性加大，因此单纯提高灵敏度是没有意义的。两者在数值上应保持一定的比例关系。我国天平检定规程中规定天平的示值变动性不得大于读数标牌的一个格。天平既要有尽可能高的灵敏度，示值变动性也不应过大。

（4）不等臂性：双盘电光天平的支点刀与两个承受刀之间的距离，不可能完全相等，总有微小差异，由此引起的称量误差称为分析天平的不等臂性误差。其检验方法如下：调节天平零点后，将两个相同质量的 20 g 砝码分别放在天平的两个秤盘上，打开天平，读取停点 L_1。关闭天平，将两个砝码互换位置，打开天平，再读取停点 L_2。计算天平不等臂性误差（X）的简单公式为

$$X = \frac{|L_1 + L_2|}{2}$$

规定 $X \leqslant 0.4$ mg，即为合格。否则需请专门人员进行修理。

实际工作中，如果使用同一台天平，分析天平的不等臂性误差可以消除。

5. 分析天平的使用规则

（1）天平应安放在室温均匀的室内，并放置在牢固的台面上，避免震动、潮湿、阳光直接照射，防止腐蚀性气体的侵蚀。

（2）一般检查与校正：称量前应首先检查横梁、秤盘、吊耳等是否正常，天平是否水平，盘面及箱内如有灰尘，应用毛刷清扫干净。慢慢旋转升降枢纽，启动天平，观察天平摆动是否正

常，若不正常，应找出原因及时处理。

（3）零点调节：慢慢启动天平，观察投影屏上的标线与"0"刻度是否重合。若偏离较远，调平衡螺丝；若偏离较小，可用调平拉杆加以调节。使天平空载时的读数为 0.0000。

（4）称量：物品放在天平盘中央，据估计的重量，按"由大到小，折半加入，逐级试验"的原则将砝码加到秤盘中央。指数盘应一挡一挡慢慢转动，防止圈码碰撞跳落。试加砝码时应慢慢半开天平，观察标尺移动方向（通常标尺总是移向重方），判断加减砝码或称量物，直到半开天平后投影屏上标线移动缓慢且平稳时，才能将升降枢纽完全打开，待天平达平衡后，记下读数。

称量的数据应及时记录在实验记录本上，不得记录在小纸片或其他地方。记录数据后，重新核对一次，确保准确无误。

（5）称量时，被称物品的质量不能超过天平的最大载荷限度。不能直接称量热物品。有腐蚀性或潮湿的物品，不能直接放在秤盘上称量，应放在表面皿或烧杯内称量。

（6）加减砝码或样品时，一定要在天平休止后进行。绝不允许与没有休止的天平进行任何接触，以保护玛瑙刀口的锋利和保持天平的灵敏度。

（7）旋转升降枢纽或指数盘时，动作要轻要慢。否则易改变天平的正常状态，使横梁错位，环码跳出，造成不必要损失和误差。

（8）天平的前门主要供安装、调试和维修天平时使用，不得随意打开。在调零点或达平衡读数时，必须关闭天平箱两边的侧门。

（9）称量完毕，需关闭天平后，再取出称量物，指数盘恢复到零位。关好天平门，检查零点。最后休止天平，切断电源，盖好天平罩，认真填写仪器使用情况登记本。

（10）如需搬动天平时，应卸下秤盘、吊耳、天平梁，然后搬动。短距离搬动，也应尽量保护刀口，勿使其震动损伤。

6. 称量方法　实验中根据不同的称量对象和不同的天平，需采用不同的称量方法和操作步骤，就机械天平而言，常用的几种称量方法如下。

（1）直接称量法：常用于性质稳定、不易潮解或升华的固体试样，如金属、矿石等。调节天平零点后，将称量物放置于秤盘中央，按从大到小顺序加减砝码，使天平达到平衡，所得读数即为称量物的质量。

（2）固定重量称量法：此法用于称量不易吸水、在空气中能够稳定存在的粉末或小颗粒试样。先按直接称量法称取盛放试样的空容器质量，在已有砝码的质量上再加上欲称试样质量的砝码，然后用药匙将试样慢慢加入容器中，直至天平达到平衡。

（3）递减称量法：又称减重称量法，常用于称取易吸水、易氧化或易与 CO_2 反应的物质。该方法称出试样的质量不要求固定的数值，只需在要求的称量范围内即可。将适量试样装入干燥洁净的称量瓶中，用洁净的小纸条套在称量瓶上，将称量瓶放于秤盘上，在天平上称得质量为 m_1，取出称量瓶，于盛放试样容器的上方（图 2-5），取下瓶盖，将称量瓶倾斜，用瓶盖轻敲瓶口，使试样慢慢落入容器中，接近所需要的重量时，用瓶盖轻敲瓶口，使粘在瓶口的试样落下，同时将称量瓶慢慢直立，然后盖好瓶盖。再称称量瓶质量为 m_2。两次质量之差，就是倒入容器中的试样的质量。按上述方法可连续称取多份试样。

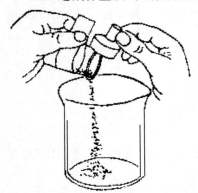

图 2-5　递减称量法

7. 半机械加码电光分析天平的常见故障及其排除方法

（1）启动天平后灯不亮：主要原因有以下几种。

1）灯泡被烧坏，更换灯泡后即恢复正常。

2）压在升降旋钮横杠上的弹簧片接触不良。休止天平后，用手往上按一按此弹簧片的末端，即可恢复正常。

3）线路故障，某些接线部分接触不良。可借助万用电表，查出接触不良的部位并修复。

（2）移动天平后平衡点与零点相距较远：可能是横梁错位或圈码脱落所致。经仔细检查后，若横梁错位，应将其调回原位。若圈码下落，必须用镊子夹住圈码放回原位。

（3）称量过程中若出现加 10 mg 圈码投影屏标尺刻度过 10，减 10 mg 圈码投影屏标尺小于 0 刻度时，可能是圈码相互放错了位置，应进行仔细检查，重新调整圈码的位置。

（二）电子天平

1. 原理 电子天平是采用电磁力平衡的原理，应用现代电子技术设计而成的。它是将秤盘与通电线圈相连接，置于磁场中，当称量物置于秤盘后，因重力向下，线圈上就会产生一个电磁力，与重力大小相等方向相反。这时传感器输出电信号，经整流放大，改变线圈上的电流，直至线圈回位，其电流强度与称量物的重力成正比。而这个重力正是物质的质量所产生的，由此产生的电信号通过模拟系统后，将称量物的质量显示出来。

2. 特点 由于电子天平是利用电磁力平衡的原理，没有机械天平的横梁，没有升降枢纽装置，全量程不用砝码，直接在显示屏上读数，所以具有操作简单、性能稳定、称量速度快、灵敏度高等特点。目前一般电子天平还具有去皮（净重）称量、累加称量、计件称量等功能，并配有对外接口，可连接打印机、计算机、记录仪等，实现了称量、记录、计算自动化。总之，电子天平称量快捷，使用方便，是目前最好的称量仪器。图 2-6 为 EL104 型电子天平（Mettler）结构图。

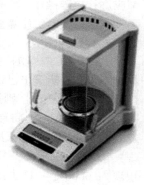

图2-6 电子天平

3. 分类 电子天平按称量范围和精度可分为以下几类。

（1）超微量天平：其最大称量是 2 ~ 5 g，其标尺分度值小于（最大）称量的 10^{-6}，如 Mettler 的 UMT2 型电子天平等。

（2）微量天平：其最大称量一般在 3 ~ 50 g，其分度值小于（最大）称量的 10^{-5}，如 Mettler 的 AT21 型电子天平及 Sartoruis 的 S4 型等。

（3）半微量天平：其最大称量一般在 20 ~ 100 g，其分度值小于（最大）称量的 10^{-5}，如 Mettler 的 AE50 型电子天平和 Sartoruis 的 M25D 型等。

（4）常量天平：其最大称量一般在 100 ~ 200 g，其分度值小于（最大）称量的 10^{-5}，如 Mettler 的 AE200 型电子天平和 Sartoruis 的 A120S、A200S 型等。

学生实验室常用的电子天平多为常量电子天平，其最大载荷一般为 100 ~ 200 g，精度为 0.1 mg，尽管电子天平的种类很多，但使用方法大同小异，具体操作方法可参看各仪器使用说明书。

4. 使用规则

（1）环境要求：电子天平是对环境高度敏感的精密电子测量仪器，故使用时应将天平置于稳定的工作台上，避免振动移动、气流影响及阳光照射，工作环境应无大的电源干扰，无腐蚀性气体及液体。

（2）调水平：天平开机前，应观察天平后部水平仪内的水泡是否位于圆环的中央，否则通过天平的地脚螺栓调节，左旋升高，右旋下降。

（3）开启和预热：按"ON"键，天平经预热和短暂自检后（天平在初次接通电源或长时间断电后开机时均需预热，建议十万分之一天平预热 120 min 以上，万分之一天平预热 30 ~

60 min，千分之一天平预热 30 min。因此，实验室电子天平在通常情况下，不要经常切断电源），电子显示屏上出现 0.0000 g 闪动。待数字稳定下来，表示天平已稳定，进入准备称量状态。如显示不是"0.0000 g"，则要按一下"TAR"键。

（4）称量易挥发或具有腐蚀性的物品时，要盛放在密闭的容器中，以免腐蚀和损坏电子天平。每次称量后，请清洁天平，以免对天平造成污染而影响称量精度，以及影响他人的称量。

（5）天平的左右侧门应轻开轻关，不应有振动、撞击，以免影响称量的准确性。读数时，应关闭左右侧门，待读数稳定后再记录数据。

（6）注意电子天平的最大载荷，不可过载使用。电子天平的心脏——重力电磁传感器簧片（一般共有 6～8 片）细而薄，极易受损，且天平的精度越高，其重力传感簧片也越薄，所以在使用中应特别注意加以保护，不要向天平上加载重量超过其称量范围的物品，绝不能用手压秤盘或使天平跌落地下，以免损坏天平或使重力传感器的性能发生变化。另外，称量一个物品一般不要超过 30 s。搬动和运输时应将秤盘及其托盘取下来。

（7）天平箱内应保持清洁，要定期放置和更换硅胶，以保持干燥。

（8）校准：因存放时间较长、位置移动、环境变化或为获得精确测量，天平在使用前一般都应进行校准操作（参见天平使用说明书）。天平在安装时已经过严格校准，故不可轻易移动天平，否则校准工作需重新进行。

5. 称量操作

（1）开启：按"ON"键，天平经预热和短暂自检后电子显示屏上出现 0.0000 g 闪动。待数字稳定下来，表示天平已稳定，进入准备称量状态。如显示不是"0.0000 g"，则要按一下"TAR"键（无"TAR"键时，则短按"ON"键）。

（2）直接称量：将称量物置于电子天平托盘中央，关闭天平侧门，待天平稳定，即显示器左边的"0"标志灯熄灭后所显示的值为称量物的质量。

（3）去皮称量：按"TAR"键清零后，将空容器置于电子天平称量盘中央，按下"TAR"键，出现"0.0000 g"，即去皮。在将称量物放入空容器中，待读数稳定后，此时的示数即为称量物的质量。

（4）连续称量：当称量了第一份样品以后，若再按"TAR"键，电子显示屏上又重新返回"0.0000 g"，表示天平准备称量第二份样品。重复操作（2），即可直接读取第二份样品的质量。如此重复，可以连续称量。

（5）关闭：称量完毕，取出被称物，关闭天平侧门，按"OFF"键关闭天平，并切断电源，罩上天平罩，在天平使用登记本上登记。

实验一　电光分析天平称量练习

【**实验目的**】

1. 了解电光分析天平的结构和类型。

2. 熟悉电光分析天平使用规则和基本操作方法。

3. 掌握直接称量和递减称量的方法。

【**实验原理**】　电光分析天平的称量原理见第一节。

【**仪器和试剂**】

1. 仪器　TG328A 型双盘全机械加码电光天平，称量瓶，小烧杯，小药勺，托盘天平，干燥器等。

2. 试剂　Na_2SO_4（或 NaCl 等其他粉末状试样）。

【实验步骤】

1. 外观检查 检查天平各部件是否处于正常状态（如横梁上的支点刀口是否在立柱正中间、砝码是否有脱落情况、吊耳是否架在承重刀口上），天平的水平与清洁情况，调节天平零点并记录。

2. 直接称量练习

（1）称量瓶的称重：从干燥器中取称量瓶，放在托盘天平上粗称其质量，然后放在 TG328A 型双盘全机械加码电光天平秤盘上，精密称其质量并记录，重复称量 3 次，求出平均值。

（2）称量瓶盖的称量：将（1）中称量瓶瓶盖（瓶体放在干燥器中）放在托盘天平上粗称其质量，然后放在 TG328A 型双盘全机械加码电光天平秤盘上，精密称其质量并记录，重复称量 3 次，求出平均值。

（3）称量瓶体的称量：从干燥器中取出瓶体，放在托盘天平上粗称其质量，然后放在 TG328A 型双盘全机械加码电光天平秤盘上，精密称其质量并记录，重复称量 3 次，求出平均值。

计算瓶盖加瓶体的质量之和，并与称量瓶一次称得的质量比较。

3. 固定质量称量练习 先于 TG328A 型双盘全机械加码电光天平上称出一张称量纸的质量，然后按固定质量称量法，精密称取约 0.3 g（0.27 ～ 0.33 g）Na_2SO_4（或 NaCl 等其他粉末状试样）3 份。

4. 递减称量练习

（1）取一洁净、干燥的称量瓶，装入 Na_2SO_4（或 NaCl 等其他粉末状试样）至称量瓶的 2/3 左右，按"第一节"所述方法和图 2-5 所示操作。精密称取约 0.5 g（0.45 ～ 0.55 g）3 份于小烧杯中，连续称量。

（2）通常采用尝试法使称出的试样量能达到要求。如要求称量 0.45 ～ 0.55 g 试样，先在 TG328A 型双盘全机械加码电光天平上准确称量称量瓶加试样的质量为 m_1（g），关闭天平，取下称量瓶，敲出少许试样后，再称其质量，这次只需读至小数点后第二位，若敲出的试样质量为 0.20 g，则需再敲出试样的质量应为前次已敲出量的 1.5 倍左右。然后再将称量瓶（与剩下的试样）放到天平上准确称其质量，记为 m_2（g）。敲出的试样总质量为 $m_1 - m_2$（g），若在所要求的 0.45 ～ 0.55 g 内，即符合要求；如果太少，则继续操作，一般重复操作 2 ～ 3 次应达到要求。

注意，若敲出的固体粉末超过要求的质量上限，不得将多余的粉末倒回称量瓶中，只能弃去重称。

（3）按表 2-2 做好原始数据记录。

表 2-2 原始数据

	I	II	III
m_1（g）			
m_2（g）			
$m_{Na_2SO_4}$（g）			

【注意事项】

1. 分析天平是精密仪器，实验前应认真预习本章关于电光分析天平的结构和称量的相关内容，实验中应严格遵守操作规则。

2. 称量较大质量的物品时，应先于托盘天平上粗称其质量，再于电光分析天平上称出其准确质量。

3. 称量时按质量从大到小的顺序加减砝码。

4. 实验结束后，应认真检查电源、升降旋钮、砝码等是否复原，检查无误后填写使用登记。

【思考题】

1. 秤盘上取放称量物或加减砝码时，为什么必须休止天平？

2. 为什么每次称量前都必须测定零点？零点是否一定要在"0.0"处？若不在"0.0"处如何处理读数？

3. 在递减称量法中称量时，零点可以不参加计算，为什么？

4. 在递减称量法过程中，称量瓶减少的质量是否恰好等于小烧杯增加的质量？为什么？

实验二　电子天平称量练习

【实验目的】

1. 掌握电子天平的基本操作和常用称量方法。

2. 了解电子天平的结构，熟悉其使用规则。

【实验原理】　电子天平的称量原理见第一节。

【仪器和试剂】

1. 仪器　EL104 型电子天平（Mettler），小烧杯（或称量瓶、称量纸），小药勺等。

2. 试剂　Na_2SO_4（或 NaCl 等其他粉末状试样）。

【实验步骤】

1. 天平检查　查看水平仪，如不水平，通过地脚螺栓调至水平。

2. 预热　接通电源，预热 60 min，待天平显示屏出现稳定的 0.0000 g，即可进行称量。若天平显示不在零点，可按"TAR"键，使天平显示回零。

3. 称量

（1）将洁净、干燥的小烧杯（或称量瓶、称量纸）放在秤盘中央，关上天平门，待显示平衡后，按"TAR"键扣除容器质量并显示零点。

（2）打开天平门，用小药勺将试样缓缓加入烧杯中，直至显示屏出现所需质量数，停止加样并关上天平门，此时显示屏显示的数据即是试剂所称的质量。

（3）精密称取约 0.5 g（0.49～0.51 g）、0.3 g（0.29～0.31 g）、0.12 g（0.11～0.13 g）各 3 份试样于小烧杯中，按实验格式做好记录和报告。

【注意事项】

1. 称量时，不能将称量的药品、试剂直接放在秤盘上。

2. 称量物质量不得超过天平量程。

3. 每次读数时都要关闭天平门，以免气流干扰天平的示值。

4. 实验结束后，按"OFF"键关闭天平，用软毛刷清洁天平内部，关闭天平侧门，罩上天平罩，切断电源，在天平使用等登记本上登记。

【思考题】

电子天平和电光分析天平的称量原理有何区别？

第二节　滴定分析基本操作实验

滴定分析又称容量分析，是将已知准确浓度的标准溶液滴加到待测试液中，当反应进行完全时，根据消耗的标准溶液的浓度和体积，求算待测组分的浓度或质量的方法。因此，规范地使用容量器皿及准确测量溶液的体积，是保证良好分析结果的重要因素。现将滴定分析常用器皿（滴定管、容量瓶、移液管、碘量瓶、称量瓶等）及其基本操作分述如下。

（一）滴定管

滴定管是用来进行滴定操作的器皿，用于测量在滴定中所用标准溶液的体积。

1. 形状及分类 滴定管是一种细长、内径大小比较均匀并具有刻度的玻璃管，管的下端有玻璃尖嘴。有 10 ml、25 ml、50 ml 等不同的容积。例如，50 ml 滴定管就是把滴定管分成 50 等份，每一等份为 1 ml，1 ml 中再分 10 等份，每一小格为 0.1 ml，读数时，在每一小格间可再估计出 0.01 ml。

滴定管分为酸式滴定管和碱式滴定管（图 2-7）。酸式滴定管的下端有玻璃活塞，可盛放酸液及氧化剂，不能盛放碱液，因为碱液常使活塞与活塞套黏合，难以转动。碱式滴定管的下端连接一段橡皮管，内放一个玻璃珠，以控制溶液的流出，下面再连一个尖嘴玻璃管，这种滴定管可盛放碱液，而不能盛放酸或氧化剂等腐蚀橡皮的溶液。滴定管除无色的外，还有棕色的，用以盛放见光易分解的溶液，如 $KMnO_4$、$AgNO_3$ 等溶液。

现有一种新型滴定管，外形与酸式滴定管相同，但其旋塞用聚四氟乙烯材料制作，可用来盛放酸、碱、氧化性溶液。由于聚四氟乙烯旋塞具有弹性，通过调节旋塞尾部的螺帽，可调节旋塞与塞套间的紧密度，因而，此类滴定管无须涂凡士林。

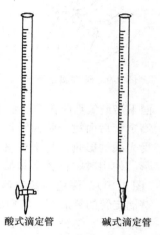

酸式滴定管　　碱式滴定管

图 2-7　滴定管

2. 滴定管使用前的准备

（1）涂油及试漏：酸式滴定管在使用前需进行活塞涂油，其目的一是防止溶液自活塞漏出；二是使活塞可自如转动，便于调节转动角度以控制溶液滴出量。涂油时应将已洗净的滴定管活塞拔出，用滤纸将活塞及活塞套擦干，在活塞粗端和活塞套的细端分别涂一薄层凡士林（图 2-8），把活塞插入活塞套内，来回转动数次，直到在外面观察时呈透明即可。亦可在玻璃活塞的两端涂上一薄层凡士林，小心不要涂在塞孔处以防堵塞孔眼，然后将活塞插入活塞套内，来回旋转活塞数次直至透明为止。在活塞末端套一橡皮圈以防在使用时将活塞顶出。在滴定管内装入蒸馏水，置滴定管架上直立 2 min 观察有无水滴滴下、缝隙中是否有水渗出，然后将活塞旋转 180° 再观察一次，放在滴定管架上，没有漏水即可使用。

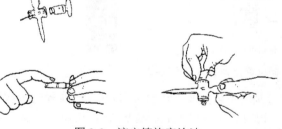

图 2-8　滴定管旋塞涂油

（2）洗涤、装液、排气

1）洗涤：无明显油污的滴定管，可直接用自来水冲洗；若有油污则可倒入温热至 40 ～ 50 ℃ 的 5% 铬酸洗液约 6 ml，把管子横置，两手平端，转动滴定管直至洗液流遍全管。碱式滴定管则应先将橡皮管卸下，把橡皮滴头套在滴定管底部，然后再倒入洗液进行洗涤。污染严重的滴定管，可直接倒入铬酸洗液浸泡几个小时。注意：用过的洗液仍倒入原储存瓶中，可继续使用，直至变绿失效，千万不可直接倒入水池。滴定管中附着的洗液应用自来水冲洗干净，最后用少量蒸馏水润洗至少 3 次，对于 25 ml 滴定管，每次用 3 ～ 4 ml。润洗时必须将管倾斜转动，让水润湿整个管内壁，然后由下端管尖放出。碱式滴定管在润洗时，用手指捏玻璃珠上部，使橡皮管与玻璃珠之间形成一条缝隙，让溶液从尖嘴流出。洗净的滴定管内壁应能被水均匀润湿而无条纹，并且不挂水珠。

2）装液：为了保证装入滴定管的溶液浓度不被稀释，应用该溶液润洗滴定管3次，每次用7～8 ml。方法是注入溶液后，将滴定管横过来，慢慢转动，使溶液流遍全管，然后将溶液自下放出。洗好后即可装入溶液，装溶液时要直接从试剂瓶倒入滴定管，不可通过漏斗等其他容器。

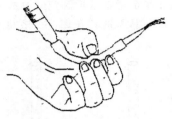

图2-9　碱性滴定管排气

3）排气：将标准溶液充满滴定管后，应检查管下部是否有气泡，若有气泡，如为酸式滴定管可转动活塞，使溶液急速下流驱去气泡；如为碱式滴定管则可将橡皮管向上弯曲，并在稍高于玻璃珠所在处用两手指挤压，使溶液从尖嘴口喷出，气泡即可除尽（图2-9）。

3. 滴定管的读数　读数时，应将滴定管垂直地夹在滴定管夹上，并将管下端悬挂的液滴除去。滴定管内的液面呈弯月形，无色及浅色溶液的弯月面比较清晰，读数时，眼睛与溶液弯月面下沿最低点应在同一水平上，眼睛的位置不同会得出不同的读数；为了使读数清晰，亦可在滴定管后面衬一张白纸片作为背景，形成颜色较深的弯月带，读取弯月面的下沿，这样做不受光线的影响，易于观察。也可在滴定管后面衬黑色卡，该卡是在厚白纸上涂一个黑色长方形。使用时将读数卡紧贴于滴定管后面，并使黑色的上边缘位于弯月面最低点下约1 mm处（图2-10）。深色溶液的弯月面难以看清，如 $KMnO_4$ 溶液，可观察液面的上缘（图2-10）。有些滴定管的背后有一条白底蓝线，称"蓝带"滴定管，在这种滴定管中，液面呈现三角交叉点，读取交叉点与刻度相交之点即可。滴定读数应估计到0.01 ml。

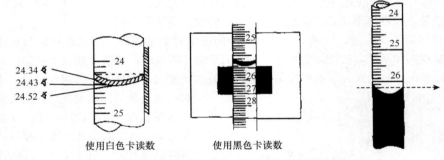

使用白色卡读数　　　　使用黑色卡读数

图2-10　目光在不同位置得到的滴定管读数

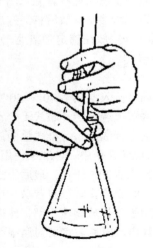

图2-11　酸式滴定管操作

由于滴定管刻度不可能非常均匀，所以在同一实验的每次滴定中，溶液的体积应该控制在滴定管刻度的同一部位，若第一次滴定是在0～30 ml的部位，那么第二次滴定也应使用这个部位，这样，由于刻度不准确而引起的误差可以抵消。注意：滴定时所用操作溶液的体积不能超过滴定管的容量。

4. 滴定操作　使用酸式滴定管时（图2-11），左手拇指、食指及中指一起控制活塞，在转动活塞时，手指微微弯曲，轻轻向里扣住，手心不要顶住活塞细端，以免顶出活塞使溶液泄漏。使用碱式滴定管时（图2-12），用左手的大拇指和食指捏挤玻璃珠所在部位稍上的橡皮管或乳胶管（注意不要捏挤玻璃珠的下部，如捏下部，则放手时管尖就会产生气泡），使之与玻璃珠形成一条可控制的缝隙，溶液即可流出。

滴定时，按图2-11所示，左手控制溶液流量，右手拿住锥形瓶的瓶颈用腕力摇动锥形瓶，使瓶内溶液向同一方向做圆周运动（左、右旋均可），这样使滴下的溶液能较快地被分散进行化学反应。注意：勿使瓶口接触滴定管；溶液滴出速度不要太快，为 3 ～ 4 滴/秒；旋摇时不要使瓶内溶液溅出。在接近终点时，必须用少量蒸馏水吹洗锥形瓶内壁，将溅起的溶液淋下，以便被测物与滴定剂充分作用完全；同时，滴定速度要放慢，以防滴定过量，每次加入 1 滴或半滴溶液，不断摇动，直至到达终点。滴加 1 滴或半滴的方法是使液滴悬挂管尖而不让液滴自由滴下，再用锥形瓶内壁将液滴碰下，然后用洗瓶吹入少量水，将内壁附着的溶液洗入瓶中，或用洗瓶直接将悬挂的液滴冲入瓶内。

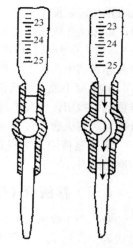

图 2-12　碱式滴定管操作

在烧杯中滴定时，调节滴定管的高度，使滴定管的下端伸入烧杯内 1 cm 左右。滴定管下端应在烧杯重心的左后方，但不要靠住内壁。在左手控制滴加溶液的同时，右手持搅拌棒在右前方搅拌溶液。应圆周搅拌，但不得接触烧杯壁和底。在加半滴溶液时，用搅拌棒下端承接悬挂的半滴溶液，放入烧杯中混匀。注意：搅拌棒只能接触溶液，不要接触滴定管管尖。

滴定结束后，滴定管中剩余的溶液应弃去，不得将其倒回原瓶，以免污染原瓶溶液。随即洗净滴定管，然后用蒸馏水充满全管，并盖住管口，或用水洗净后倒置在滴定管架上。

（二）容量瓶

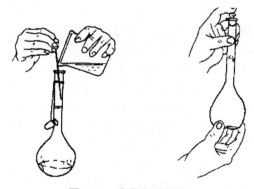

图 2-13　容量瓶的操作

容量瓶（也称为量瓶）是一种细颈梨形的平底瓶（图 2-13），带有磨口塞或塑料塞。颈上有标线，表示在所指温度下当液体充满到标线时，液体体积恰好与瓶上所注明的体积相等。常用的容量瓶体积有 10 ml、25 ml、50 ml、100 ml、250 ml、500 ml、1000 ml 等。容量瓶一般用来配制标准溶液或试样溶液，也可用于定量稀释溶液。

容量瓶在使用前先要检查其是否漏水。检查的方法：放入自来水至标线附近，盖好瓶塞，瓶口外水珠用布擦拭干净，用左手按住瓶塞，右手手指托住瓶底边缘，把瓶倒立 2 min，观察瓶口周围是否有水渗出，如果不漏，将瓶直立，把瓶塞转动约 180°，再倒立过来试一次。检查两次很有必要，因为有时瓶塞与瓶口不是任何位置都密合的。

在配制溶液时，应将容量瓶洗净。可用铬酸洗液或去污粉、洗洁精及肥皂水洗涤，也可用自来水冲洗。

如用固体物质配制溶液，应先将固体物质在烧杯中溶解，再将溶液转移至容量瓶中。转移时，要使玻璃棒的下端靠近瓶颈内壁，使溶液沿玻璃棒流入瓶中（图 2-13），溶液全部转移后，将烧杯轻轻沿玻璃棒上提 1 ～ 2 cm，同时直立，使附着在玻璃棒与杯嘴之间的溶液流回到杯中，然后离开玻璃棒，再用蒸馏水洗涤烧杯 3 次，每次用洗瓶或滴管冲洗杯壁和玻璃棒，按同样方法将洗涤液一并转入容量瓶中。当加入蒸馏水至容量瓶容量的 2/3 时，沿水平方向轻轻摇动容量瓶，使溶液混匀。接近标线时，要慢慢滴加，直至溶液的弯月面与标线相切为止。盖好瓶塞，用一手食指按住塞子，其余手指拿住瓶颈标线以上部分，用另一手的全部指尖托住瓶底边缘，将容量瓶倒转，使瓶内气泡上升，并将溶液振荡数次，再倒转过来，待气泡再直升到顶，如此反复数次直至溶液混匀为止。也可以把干净漏斗放在容量瓶上，将已称试样倒入漏斗中（这时大部分试样可落入容量瓶中），再用洗瓶吹出少量蒸馏水，将残留在漏斗上的试样完全洗入容量瓶中，冲洗几次后，轻轻提起漏斗，再用洗瓶的水充分冲洗，然后如前操作。

容量瓶不能久储溶液，尤其是碱性溶液，它会侵蚀瓶塞使其无法打开；而且很多溶液会在容量瓶中残留，使其难清洗。所以配制好溶液后，应将溶液倒入清洁干燥的试剂瓶中储存。容量瓶不能用火直接加热或烘烤。

容量瓶使用完毕应立即用水冲洗干净。如长期不用，磨口处应洗净擦干，并用纸片将瓶口与磨口隔开。

（三）移液管（吸量管）

移液管（吸量管）用于准确移取一定体积的溶液，通常有两种类型：一种是管上无分刻度，形状为中间膨大，上下两端细长，通称移液管，又称为胖肚移液管（或胖肚吸管），常用的有 5 ml、10 ml、25 ml、50 ml 等几种；另一种是管上有分刻度，形状为直形，通称吸量管（或刻度吸管），常用的有 1 ml、2 ml、5 ml、10 ml 等多种规格。

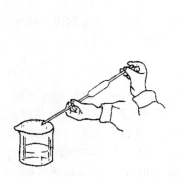
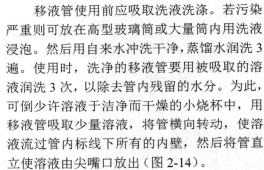

移液管使用前应吸取洗液洗涤。若污染严重则可放在高型玻璃筒或大量筒内用洗液浸泡。然后用自来水冲洗干净，蒸馏水润洗 3 遍。使用时，洗净的移液管要用被吸取的溶液润洗 3 次，以除去管内残留的水分。为此，可倒少许溶液于洁净而干燥的小烧杯中，用移液管吸取少量溶液，将管横向转动，使溶液流过管内标线下所有的内壁，然后将管直立使溶液由尖嘴口放出（图 2-14）。

吸取溶液时，一般用左手拿洗耳球，右手把移液管插入溶液中吸取。当溶液吸至标

图 2-14　移液管的操作

线以上时，马上用右手食指按住管口，取出移液管，用滤纸擦干下端，然后稍松食指，使液面缓缓下降，直至溶液的弯月面与标线相切，立即按紧食指，将移液管垂直放入接收溶液的容器中，管尖与容器内壁接触（图 2-14），放松食指，使溶液自由流出，流完后再等 15 s 左右。残留于管尖的液体不必吹出，因为在校正移液管时，未把这部分液体体积计算在内。移液管使用后，应立即洗净放在移液管架上。

使用吸量管时，应将溶液吸至最上刻度处，然后将溶液放出至适当刻度，两刻度之差即为放出溶液的体积。

（四）碘量瓶、称量瓶、试剂瓶

1. 碘量瓶　滴定通常都在锥形瓶中进行，而溴酸钾法、碘量法（滴定碘法）等需在碘量瓶中进行反应和滴定。碘量瓶是带有磨口玻璃塞和水槽的锥形瓶（图 2-15），喇叭形瓶口与瓶塞柄之间形成一圈水槽，槽中加纯化水可形成水封，防止瓶中溶液反应生成的气体（Br_2、I_2 等）逸失。反应一定时间后，打开瓶塞水即流下并可冲洗瓶塞和瓶壁，然后进行滴定。注意：无论进行称量还是滴定操作时，碘量瓶的磨口玻璃塞应夹于中指与环指的指缝间，磨口部分应在手背一方，不允许随意放在桌面或其他地方。

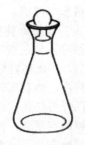

图 2-15　碘量瓶

2. 称量瓶　为了防止称量物在称量过程中吸收空气中的水分和 CO_2，可将其放在平底且有盖的称量瓶（图2-16）中进行称量。称量瓶口及盖子的边缘是磨砂的，使用前要洗净、烘干，然后再放称量物。称量瓶的操作见"第一节"。

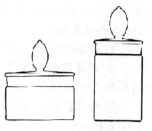

图2-16　称量瓶

3. 试剂瓶　储存溶液的试剂瓶一般用带有玻璃塞的细口瓶。有些见光易分解的溶液如 $KMnO_4$ 溶液、I_2 溶液、$AgNO_3$ 溶液等，应保存在棕色试剂瓶中。储存苛性碱溶液的试剂瓶应使用橡皮塞，如用玻璃塞放置时间稍久就会因玻璃被碱腐蚀而使塞与瓶紧紧地黏合在一起无法开启。注意：试剂瓶只能储存而不能配制溶液，特别是不可用来稀释浓硫酸和溶解苛性碱，否则会由于其产生大量的热而将瓶炸裂。另外，试剂瓶不能加热，否则可能开裂。试剂配好以后，应立即贴上标签，注明品名、纯度、浓度及配制日期。长期保存时，瓶口上倒置一个小烧杯以防灰尘侵入。

（五）干燥器

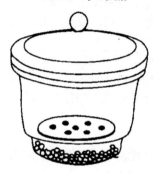

图2-17　干燥器

干燥器是一种用厚玻璃制成的用于保持物品干燥的器皿（图2-17），内盛干燥剂使物品不受外界水分的影响，常用于放置坩埚或称量瓶。干燥器中有一带孔的白瓷板，孔上可以架坩埚，其他地方可放置称量瓶等，白瓷板下面放干燥剂。干燥剂装至白瓷板下空间的一半即可，过多会污染放在板上的物品。

干燥剂的种类很多，有无水氯化钙、变色硅胶、无水硫酸钙、高氯酸镁等，浓硫酸浸润的浮石也是较好的干燥剂。各种干燥剂都具有一定的蒸气压，因此在干燥器内并非绝对干燥，只是湿度较低而已。

干燥器盖边的磨砂部分应涂上一层薄薄的凡士林，这样可以使盖子密合而不漏气。打开干燥器盖时，应左手抵住干燥器身，右手把盖子往后或往前推开，一般不完全打开，只到能放入器皿为度；关闭时将盖子往前推或往后拉使其闭合；不要将打开的干燥器盖放在别的地方。搬动干燥器时用双手拿稳，应同时用拇指按住其盖，并紧紧握住盖子，防止因滑落而打碎。

实验三　滴定分析基本操作练习

【实验目的】

1. 掌握滴定分析常用器皿的洗涤方法。

2. 掌握滴定管、容量瓶、移液管基本操作。

3. 学习滴定终点的观察与判断。

4. 学习铬酸洗液的正确使用。

【实验原理】　正确使用各种滴定分析器皿，不仅是获取准确测量数据以保证良好分析结果的前提，而且是培养规范滴定操作技能及动手能力的重要手段。必须按照滴定分析常用器皿操作规范进行容量瓶、移液管、滴定管的操作，并练习滴定操作及滴定终点的判定。

【仪器和试剂】

1. 仪器　酸式滴定管（25 ml），碱式滴定管（25 ml），容量瓶（250 ml），锥形瓶（250 ml），移液管（25 ml），吸量管（10 ml），小烧杯等。

2. 试剂　$CuSO_4$（CP），HCl 溶液（0.1 mol/L），NaOH 溶液（0.1 mol/L），甲基橙指示剂，

甲基红指示剂，溴甲酚绿-甲基红混合指示剂，铬酸洗液，蒸馏水等。

【实验步骤】

1. 洗涤器皿 按滴定分析常用器皿操作规定，洗涤滴定管、容量瓶、移液管等，备用。

2. 容量瓶使用练习 称取 $CuSO_4$ 约 0.1 g，置小烧杯中，加蒸馏水约 20 ml 溶解后，定量转移到 250 ml 容量瓶中，稀释至刻度，摇匀。

3. 移液管使用练习 用移液管精密量取上述 $CuSO_4$ 溶液于 250 ml 锥形瓶中，移取 3～6 份，直至熟练。

4. 滴定操作及终点判定练习

（1）用吸量管精密量取 NaOH 溶液（0.1 mol/L）10 ml 于锥形瓶中，加蒸馏水 20 ml，加甲基橙指示剂 1 滴，摇匀。选用酸式滴定管，用 HCl 溶液（0.1 mol/L）滴定至溶液由黄色变为橙色，即为终点。再于锥形瓶中加入 NaOH 溶液（0.1 mol/L）数滴，再滴定至终点，反复练习，直至熟练，注意掌握滴加 1 滴、半滴的操作。

（2）用吸量管精密量取 HCl 溶液（0.1 mol/L）10 ml 于锥形瓶中，加蒸馏水 20 ml，加酚酞指示剂 2 滴，摇匀。选用碱式滴定管，用 NaOH 溶液（0.1 mol/L）滴定至溶液由无色变为淡粉红色，即为终点。再于锥形瓶中加入 HCl 溶液（0.1 mol/L）数滴，再滴定至终点，反复练习，直至熟练，直至掌握。

（3）用吸量管精密量取 NaOH 溶液（0.1 mol/L）10 ml 于锥形瓶中，加蒸馏水 25 ml，加溴甲酚绿-甲基红指示剂 5 滴，摇匀。选用酸式滴定管，用 HCl 溶液（0.1 mol/L）滴定至溶液由绿色变为紫红色，加热煮沸 2 min（又变为绿色），放冷至室温后，继续滴至溶液由绿色变为暗紫色，即为终点。

【注意事项】

1. 铬酸洗液千万不可洒在手上及衣物上。用过的洗液仍倒入原储液瓶中，可继续使用直至变绿失效。千万不可直接倒入水池。铬酸洗液的配制方法见第一章第二节。

2. 滴定管、移液管在装入溶液前需用少量待装溶液润洗 2～3 次。

3. 本实验中所配制的 NaOH 溶液（0.1 mol/L）及 HCl 溶液（0.1 mol/L）并非标准溶液，仅限在滴定练习中使用。

4. 滴定管、移液管和容量瓶是带有刻度的精密玻璃量器，不能用直火加热或放入干燥箱中烘干，也不能装热溶液，以免影响测量的准确度。

【思考题】

1. 为什么同一次滴定中，滴定管溶液体积的初、终读数应由同一操作者读取？

2. 使用移液管、吸量管时应注意什么？留在管内的最后一点溶液是否吹出？

3. 在滴定过程中如何防止滴定管漏液？若有漏液现象应如何处理？

4. 锥形瓶及容量瓶用前是否需要烘干？是否需要待测溶液润洗？

5. 精密量取（移取）是指溶液体积（ml）应记录至小数点后第几位？要达到精密量取（移取）的要求，除了用移液管、吸量管外，还可选用什么容量器皿？

实验四 容量仪器的校正

【实验目的】

1. 了解容量仪器校正的意义、原理及基本方法。

2. 掌握滴定管、移液管和容量瓶的校正方法。

3. 进一步熟悉滴定管、移液管及容量瓶的正确使用方法。

【实验原理】 目前，我国生产的容量仪器的准确度，基本可满足一般分析测量的要求，无须校正，但为了提高滴定分析的准确度，尤其是在准确度要求较高的分析工作中，必须对容量仪器的标称容量（量器上所示的量值）进行校正。校正的方法分为绝对校正法和相对校正法。

测定容器实际容积的方法称为绝对校正法。校正时采用称量法，具体方法：在分析天平上称出标准容器容纳或放出纯化水的质量，除以测定温度下水的密度，即得实际容积。测量体积的基本单位是毫升（ml），也就是真空中 1 g 纯化水在 4 ℃（水在 4 ℃时密度最大）时所占的体积，但 4 ℃并不是我们适宜的工作条件，故许多国家将 20 ℃作为标准。水的体积在 4 ℃以上时随温度上升而膨胀（玻璃容器的体积也随温度的变化而变化，但玻璃膨胀系数很小，通常可忽略不计）。在空气中称重，因空气的浮力，质量也会减少。因此，这些因素均应加以校正。表 2-3 为对上述影响因素进行校正后的 20 ℃时容量为 1 ml 的玻璃容器，在不同温度时所对应盛水的重量。我们可以由表 2-3 查出相应的温度时水在空气中的质量（d_t），通过计算便可得到较准确的校正结果。

表 2-3 在不同温度下 1 ml 的玻璃量器所量得的水在空气中的质量（用黄铜砝码称量）

温度（℃）	d_t（g）	温度（℃）	d_t（g）	温度（℃）	d_t（g）
5	0.998 53	14	0.998 04	23	0.996 55
6	0.998 53	15	0.997 92	24	0.996 34
7	0.998 52	16	0.997 78	25	0.996 12
8	0.998 49	17	0.997 64	26	0.995 88
9	0.998 45	18	0.997 49	27	0.995 66
10	0.998 39	19	0.997 33	28	0.995 39
11	0.998 33	20	0.997 15	29	0.995 12
12	0.998 24	21	0.996 95	30	0.994 85
13	0.998 15	22	0.996 76		

由于制造工艺的限制，量器的实际容量与标称容量之间必然存在或多或少的差值。但是，为保证量器的准确度，这种差值必须符合一定的要求。允许存在的最大差值称容量允差（20 ℃）。玻璃容器按其标称容量准确度的高低分为 A 级和 B 级两种。此外还有一种 A₂ 级，实际上是 A 级的副品。量器上均有相应的等级标志，如无上述字样符号，则表示此类量器不分级别，如量筒等。表 2-4，表 2-5 分别列出不同容量、不同等级的滴定管、移液管（吸量管）和容量瓶的标称容量允差。

表 2-4 20 ℃时滴定管和移液管（吸量管）标称容量允差

标称容量（ml）	滴定管允差（ml）			吸量管允差（ml）			移液管允差（ml）	
	A 级	A₂ 级	B 级	A 级	A₂ 级	B 级	A 级	B 级
100	0.1	0.15	0.2	—	0.15	—	0.08	0.16
50	0.05	0.075	0.1	0.1	0.075	0.2	0.05	0.10
25	0.04	0.06	0.08	0.05	0.075	0.1	0.03	0.06
10	0.025	0.038	0.05	0.05	0.038	0.1	0.02	0.04
5	0.01	0.015	0.02	0.025	0.015	0.05	0.015	0.03
2	0.005	0.008	0.01	0.01	0.012	0.02	0.01	0.02
1	0.005	0.008	0.01	0.008	—	0.016	0.007	0.015

表 2-5 20℃时容量瓶的标称容量允差

标称容量（ml）	A 级允差（ml）	B 级允差（ml）
1000	0.4	0.8
500	0.25	0.5
250	0.15	0.3
200	0.15	0.3
100	0.1	0.1
50	0.05	0.1
25	0.03	0.06
10	0.02	0.04
5	0.02	0.04

在实际分析工作中，有时并不需要容器的准确容积，而只需知道两种容器的比例关系，此时可采用相对校正法进行校正。具体方法：将被校正容量瓶（如 250 ml）晾干，用移液管（如 25 ml）连续往容量瓶中注入其标称容量的蒸馏水，如发现容量瓶液面与标度刻度线不符，在液面处作一记号，并以此记号为标线。用此支移液管吸取此容量瓶中溶液一管，即为该溶液体积的 1/10。此容量瓶即可与该移液管配套使用。

【仪器和试剂】

1. 仪器 酸式滴定管（25 ml），容量瓶（250 ml，25 ml），移液管（25 ml，10 ml），温度计（最小分度值 0.1℃），具塞锥形瓶（50 ml）等。

2. 试剂 蒸馏水。

【实验步骤】

1. 滴定管的校正 取酸式滴定管（25 ml）洗净，装入已测温度的蒸馏水，调节管内蒸馏水的弯月面至 0.00 刻度处，按照滴定速度放出一定体积的蒸馏水至已称重（称准至 10 mg）的具塞锥形瓶中，再称量盛蒸馏水的锥形瓶重，两次称量之差即为蒸馏水重。从表 2-2 中查出该温度下蒸馏水的密度，即求得真实容积。比较真实容积和标称容量之差是否在容量允差范围内。

注意，校正实验必须重复两次，两次检定所得同一刻度的体积相差不应大于 0.01 ml，算出各个体积处的校正值（两次平均）。另外，校正时必须控制滴定管的流速，使每秒流出 3～4 滴，读数必须准确。一般 50 ml 滴定管每隔 10 ml 测一个校正值，25 ml 滴定管每隔 5 ml 测一个校正值。

现将校正 50 ml 滴定管的实验数据列于表 2-6 中，以供参考。

表 2-6 50 ml 滴定管的校正（水温=18℃ 1.0 ml 水重=0.997 49 g）

滴定管读取容积（ml）	瓶+水重（g）	空瓶重（g）	蒸馏水重（g）	真实容积（ml）	校正值（ml）
0.00—10.00	46.74	36.80	9.94	9.97	-0.03
0.00—20.00	56.66	36.76	19.90	19.95	-0.05
0.00—30.00	66.78	36.82	29.96	30.04	+0.04
0.00—40.00	76.68	36.81	39.87	39.97	-0.03
0.00—50.00	86.65	36.80	49.85	49.98	-0.02

2. 移液管的校正 将 10 ml 移液管洗净，正确吸取已测温度的蒸馏水，调节蒸馏水弯月

面至标线后，将蒸馏水放至已称重（称准至 1 mg）的锥形瓶中，再称得盛蒸馏水的锥形瓶重，两次称量之差即为蒸馏水重。查得 d_t，求出移液管的真实容积，并比较真实容积和标称容量之差是否在容量允差范围内。

3. 容量瓶的校正 将 25 ml 容量瓶洗净倒置沥干，并使之自然干燥后，称重（称准至 10 mg），注入已测过温度的蒸馏水至标线，再称盛蒸馏水的容量瓶质量，两次称量之差即为蒸馏水重。查得 d_t，求出容量瓶的真实容积，并比较真实容积和标称容量之差是否在容量允差范围内。

4. 容量瓶与移液管的相对校正 用洗净的 25 ml 移液管吸取蒸馏水，放入已洗净且干燥的 100 ml 容量瓶中，共放入 4 次（放入时注意不要沾湿瓶颈）观察容量瓶中弯月面下缘是否与刻度线相切。若不相切，记下弯月面下缘的位置。再重复上述操作一次，连续两次实验结果相符后，作出新标记。使用时，应将溶液稀释至新标记处，即可与该移液管配套使用。这支移液管吸取此容量瓶中溶液一管，即为该溶液体积的 1/4。

【注意事项】

1. 校正容量仪器的蒸馏水应预先置天平室 1 h 以上，使其与天平室温度一致。

2. 待校正的玻璃仪器均应仔细洗净。

3. 一般每个仪器应校正两次，即做平行试验两次。

4. 容量瓶校正时，加水后，瓶颈内壁标线以上不能挂水珠，如附水珠时，应用滤纸片吸去。

5. 校正时，必须考虑下述三个问题：①水的密度随温度变化而变化；②玻璃容器的体积随温度变化而变化；③称量水质量受空气浮力的影响而变化。

【思考题】

1. 容量仪器校正的主要影响因素有哪些？为什么玻璃仪器都按 20 ℃体积刻度？

2. 校正容量瓶、移液管、滴定管时，这些玻璃仪器是否均需要预先干燥？为什么？

3. 校正滴定管时，为什么每次放出的水都要从 0.00 刻度开始？

4. 某 100 ml 容量瓶，校正体积低于标线 0.50 ml，此体积相对误差为多少？分析试样时，称取试样 1.000 g，溶解后定量转入此容量瓶，移取该试液 25.00 ml 测定，问测定所用试样的称样误差是多少（g）？相对误差是多少？

第三节 酸碱滴定

实验五 NaOH 标准溶液（0.1 mol/L）的配制与标定

【实验目的】

1. 掌握配制标准溶液和用基准物质标定标准溶液的方法。

2. 掌握碱式滴定管的滴定操作和酚酞指示终点的判断。

【实验原理】 NaOH 易吸潮，也易吸收空气中的 CO_2，使得溶液中含有 Na_2CO_3：

$$2NaOH+CO_2 \longrightarrow Na_2CO_3+H_2O$$

经过标定的含有碳酸盐的标准碱溶液，用它测定酸含量时，若使用与标定时不同的指示剂，将产生一定误差，因此只能用间接法配制不含碳酸盐的标准溶液，然后用基准物质标定其准确浓度。

配制不含 Na_2CO_3 的 NaOH 标准溶液的方法很多，最常用的是浓碱法，方法：取 NaOH 饱和水溶液（因 Na_2CO_3 在饱和 NaOH 溶液中，很难溶解），待 Na_2CO_3 沉淀后，量取一定量的上层澄清液，稀释至所需浓度，即可得不含 Na_2CO_3 的 NaOH 溶液。NaOH 饱和水溶液的摩尔浓度约为 20 mol/L。配制 NaOH 溶液（0.1 mol/L）1000 ml，应取 NaOH 饱和水溶液 5 ml，为保证其浓度略大于 0.1 mol/L，故规定取 5.6 ml。用于配制 NaOH 溶液的水，应为新沸冷蒸馏水，以避免 CO_2 的干扰。

标定碱溶液的基准物质很多，如草酸（$H_2C_2O_4 \cdot 2H_2O$）、苯甲酸（C_6H_5COOH）、邻苯二甲酸氢钾（$KHC_8H_4O_4$）、氨基磺酸（NH_2SO_3H）等。目前最常用的是邻苯二甲酸氢钾，其有易于干燥、不吸湿、摩尔质量大等优点。滴定反应如下：

计量点时，由于弱酸盐的水解，溶液呈弱碱性，应选用酚酞指示剂。

【仪器和试剂】

1. 仪器　称量瓶，碱式滴定管（25 ml），锥形瓶（250 ml），量筒（100 ml、10 ml），聚乙烯塑料瓶，试剂瓶等。

2. 试剂　NaOH 饱和水溶液，邻苯二甲酸氢钾（基准物质），酚酞指示剂（0.1% 乙醇溶液），蒸馏水等。

【实验步骤】

1. NaOH 标准溶液的配制

（1）NaOH 饱和水溶液的配制：称取 NaOH 约 120 g，加蒸馏水 100 ml，振摇使其成饱和溶液。冷却后，置聚乙烯塑料瓶中，静置数日，澄清后备用。

（2）NaOH 标准溶液（0.1 mol/L）的配制：量取澄清的 NaOH 饱和水溶液 2.8 ml，置带有橡皮塞的试剂瓶中，加新煮沸的冷蒸馏水 500 ml，摇匀即得。

2. NaOH 标准溶液（0.1 mol/L）的标定　精密称取在 105 ～ 110 ℃干燥至恒重的基准物质邻苯二甲酸氢钾约 0.45 g（$m_{KHC_8H_4O_4}$），置锥形瓶中，加新煮沸的冷蒸馏水 40 ml，小心振摇使之完全溶解，加酚酞指示剂 2 滴，用 NaOH 标准溶液（0.1 mol/L）滴定至溶液呈淡粉红色，且 30 s 不褪色为终点。记录所消耗的 NaOH 标准溶液的体积 V_{NaOH}。根据邻苯二甲酸氢钾的重量和所消耗 NaOH 标准溶液的体积，按下式计算 NaOH 标准溶液浓度（c_{NaOH}，式中 $M_{KHC_8H_4O_4}$=204.2）。

$$c_{NaOH} = \frac{1000 \times m_{KHC_8H_4O_4}}{V_{NaOH} \times M_{KHC_8H_4O_4}}$$

平行操作 3 ～ 5 次，求出浓度的平均值及相对标准差。

【注意事项】

1. 固体 NaOH 应在表面皿上或小烧杯中称量，不能在称量纸上称量。

2. 滴定管在使用之前，要用所盛溶液（7 ～ 8 ml）润洗滴定管内壁 3 次，以免改变标准溶液的浓度。

3. 滴定之前，应检查橡皮管内和滴定管管尖处是否有气泡，如有气泡应予排除。

4. 由减重法称量（盛装）基准物质的 5 个锥形瓶应编号，以免弄错。

5. 在每次滴定结束后，要将标准溶液加至滴定管零点，再开始下一份溶液的滴定，以减小误差。

6. 邻苯二甲酸氢钾在水中溶解缓慢，在干燥前要尽可能研细，有利于迅速溶解。应使其完全溶解后再滴定，否则滴定至红色后，仍有邻苯二甲酸氢钾结晶继续溶解而使指示剂褪色。

7. 如终点到达 30 s 后红色又褪去，是受空气中 CO_2 的影响，此时不应再滴加标准溶液。

【思考题】

1. 配制 NaOH 饱和水溶液时，可否用托盘天平称取固体 NaOH 然后配制溶液？能否用纸称取固体 NaOH？为什么？

2. 用于滴定的锥形瓶是否需要干燥？为什么？

3. 溶解基准物质邻苯二甲酸氢钾所用水的体积是否需要准确？为什么？

4. 用基准物质邻苯二甲酸氢钾标定 NaOH 标准溶液（0.1 mol/L）的浓度，若是消耗 NaOH 标准溶液约 22 ml 时，应称取邻苯二甲酸氢钾多少克？

5. 邻苯二甲酸氢钾的干燥温度高于 125 ℃，致使此基准物质中有少部分变成酸酐，用此基准物质标定 NaOH 溶液时，其结果如何？

6. 盛 NaOH 溶液的瓶子为什么不能用玻璃塞？为什么每次取出 NaOH 溶液后必须用橡胶塞立即塞紧？

实验六　HCl 标准溶液（0.1 mol/L）的配制与标定

【实验目的】

1. 掌握 HCl 标准溶液的配制方法。

2. 掌握用无水 Na_2CO_3 作基准物质标定 HCl 标准溶液的原理和方法。

3. 掌握甲基红-溴甲酚绿混合指示剂滴定终点的判定。

【实验原理】　市售盐酸（AR）为无色透明的 HCl 水溶液，HCl 含量为 36% ～ 38%（g/g），相对密度约 1.18 g/cm^3。由于浓盐酸易挥发放出 HCl 气体，因此配制 HCl 标准溶液需用间接配制法。

标定 HCl 标准溶液的基准物质常用无水 Na_2CO_3 和硼砂等，本实验采用无水 Na_2CO_3 为基准物质，以甲基红-溴甲酚绿混合指示剂指示终点，终点时颜色由绿色转变暗紫色。滴定反应为

$$2HCl+Na_2CO_3 \Longleftrightarrow 2NaCl+H_2O+CO_2\uparrow$$

【仪器和试剂】

1. 仪器　酸式滴定管（25 ml），锥形瓶（250 ml），量筒（100 ml，10 ml），试剂瓶（500 ml）等。

2. 试剂　盐酸（AR），无水 Na_2CO_3（基准物质），甲基红-溴甲酚绿混合指示剂（0.1% 溴甲酚绿乙醇溶液与 0.2% 甲基红乙醇溶液，3：1），蒸馏水等。

【实验步骤】

1. HCl 标准溶液（0.1 mol/L）的配制　用小量筒取盐酸 4.5 ml，加蒸馏水稀释至 500 ml，振摇混匀。

2. HCl 标准溶液（0.1 mol/L）的标定　精密称取在 270 ～ 300 ℃干燥至恒重的基准物质无水 Na_2CO_3 约 0.12 g（$m_{Na_2CO_3}$），置锥形瓶中，加 40 ml 蒸馏水溶解后，加甲基红-溴甲酚绿混合指示剂 7 滴。用 HCl 标准溶液（0.1 mol/L）滴定至溶液由绿色变为紫红色时，煮沸约 2 min，冷却至室温（或旋摇 2 min），继续滴定至溶液由绿色变为暗紫色，即为终点。记录所消耗 HCl 标准溶液体积（V_{HCl}），按下式计算 HCl 标准溶液的浓度（c_{HCl}，式中 $M_{Na_2CO_3}$=105.99）。

$$c_{HCl} = \frac{2000 \times m_{Na_2CO_3}}{V_{HCl} \times M_{Na_2CO_3}}$$

【注意事项】

1. 浓盐酸易挥发，所以应在通风橱里配制 HCl 标准溶液。

2. Na_2CO_3 在 270 ～ 300 ℃加热干燥，目的是除去其中的水分及少量的 $NaHCO_3$。但若温度超过 300 ℃，则部分 Na_2CO_3 分解为 Na_2O 及 CO_2。加热过程中（可在沙浴中进行），要翻动几次，使受热均匀。

3. Na_2CO_3 有吸湿性，称量时动作要迅速。

4. 接近终点时，由于形成 H_2CO_3-$NaHCO_3$ 缓冲溶液，pH 变化不大，终点不敏锐，为此需加热或煮沸溶液。

【思考题】

1. 如何配制 HCl 溶液（0.2 mol/L）1000 ml？

2. 用 Na_2CO_3 标定 HCl 标准溶液，滴定至近终点时，为什么需将溶液煮沸？煮沸后为什么又要冷却后再滴定至终点？

3. Na_2CO_3 作为基准物质标定 HCl 标准溶液时，能否以酚酞为指示剂，为什么？

4. 如 Na_2CO_3 基准物质已吸湿，此时会使结果偏高还是偏低？为什么？

5. 用 Na_2CO_3 标定 HCl 标准溶液，甲基红-溴甲酚绿指示剂指示终点的原理是什么？有何优点？

实验七　高氯酸标准溶液（0.1 mol/L）的配制与标定

【实验目的】

1. 掌握非水酸碱滴定的原理及操作。

2. 掌握高氯酸标准溶液的配制方法及注意事项。

3. 掌握用邻苯二甲酸氢钾标定高氯酸溶液的原理及方法。

【实验原理】　在冰醋酸中，高氯酸的酸性最强，因此常采用高氯酸作滴定剂，以高氯酸-冰醋酸溶液作为滴定碱的酸标准溶液。

在非水滴定中，水的存在影响滴定突跃，使指示剂变色不敏锐，因此所用试剂必须除水。高氯酸、冰醋酸均含有少量水分，需加入计算量的乙酸酐，以除去其中水分：

$$(CH_3CO)_2O + H_2O \longrightarrow 2CH_3COOH$$

邻苯二甲酸氢钾在冰醋酸中显碱性，故以其为基准物质，用结晶紫为指示剂，标定高氯酸标准溶液的浓度。滴定反应为

生成的 $KClO_4$ 在冰醋酸溶液中不溶，故有沉淀产生。

【仪器和试剂】

1. 仪器　酸式滴定管（10 ml），锥形瓶（100 ml），烧杯，量筒，滴管等。

2. 试剂　高氯酸（70%～72%，AR），无水冰醋酸（AR），乙酸酐（AR），结晶紫指示剂（0.5% 冰醋酸溶液），邻苯二甲酸氢钾（基准物质）等。

【实验步骤】

1. 高氯酸标准溶液（0.1 mol/L）的配制　取无水冰醋酸 750 ml，加入高氯酸（70%～72%）8.5 ml，摇匀，在室温下缓缓滴加乙酸酐 24 ml，边加边摇，加完后再振摇均匀，放冷。加无水冰醋酸适量使成 1000 ml，摇匀，放置 24 h。

2. 标定　取在 105 ℃干燥至恒重的基准物质邻苯二甲酸氢钾约 0.16 g（$m_{KHC_8H_4O_4}$），精密称定，置锥形瓶中，加无水冰醋酸 20 ml 使溶解，加结晶紫指示剂 1 滴，用高氯酸标准溶液（0.1 mol/L）缓缓滴定至蓝色，记录所消耗高氯酸标准溶液体积（$V_样$）。将滴定的结果用空白试验校正，记录所消耗高氯酸标准溶液体积（$V_空白$）。按下式计算高氯酸标准溶液的浓度（c_{HClO_4}，式中 $M_{KHC_8H_4O_4}=204.2$）。

$$c_{HClO_4} = \frac{m_{KHC_8H_4O_4} \times 1000}{(V_样 - V_空白)_{HClO_4} \times M_{KHC_8H_4O_4}}$$

【注意事项】

1. 高氯酸与有机物接触或遇热极易引起爆炸，和乙酸酐混合时发生剧烈反应而放出大量

热。因此，配制高氯酸-冰醋酸溶液时，不能将乙酸酐直接加入高氯酸中，应先用冰醋酸将高氯酸稀释后，再在不断搅拌下缓缓滴加适量乙酸酐，以免剧烈氧化而引起爆炸。另外，高氯酸、冰醋酸均能腐蚀皮肤、刺激黏膜，应注意防护。

2. 使用的仪器应预先洗净烘干，操作中应防止空气中湿气、氨的影响。

3. 非水滴定法一般使用微量滴定管（10 ml），应正确使用和读数。如进行样品重量估算时，一般可按 8 ml 计算，读数可读至小数点后第 3 位。

4. 冰醋酸有挥发性，故标准溶液应放置在棕色瓶中密闭保存。标准溶液装入滴定管后，其上端宜用一干燥小烧杯盖上。

5. 结晶紫指示剂终点颜色变化为紫→蓝紫→纯蓝→蓝绿。应正确观察中的颜色，如必要可采用空白对照或电位法对照。

6. 冰醋酸的体积膨胀系数较大（是水的 5 倍），使高氯酸标准溶液的体积随室温的变化而变化。因此在标定时及样品测定时均应注意室温。如果测定时与标定时的温度超过 10 ℃，则应重新标定；若未超过 10 ℃，则可根据下式将高氯酸的浓度加以校正。

$$c_1 = \frac{c_0}{1+0.0011(t_1-t_0)}$$

式中，c_1 为测定时的浓度，c_0 为标定时的浓度，t_1 为测定时的温度，t_0 为标定时温度。

7. 冰醋酸在低于 16 ℃时会结冰而影响使用，对不易乙酰化的试样可采用乙酸-乙酸酐（9∶1）的混合溶剂配制高氯酸溶液，它不仅可防止结冰，且吸湿性小，浓度改变也很小。有时，也可在冰醋酸中加入 10%～15% 丙酸以防冻。

8. 若所测供试品易乙酰化，则需用水分测定法测定本标准溶液的含水量，再用水和乙酸酐调节其含水量为 0.01%～0.02%。

【思考题】

1. 向高氯酸-冰醋酸溶液中加入乙酸酐量应如何计算？

2. 为什么邻苯二甲酸氢钾即可标定碱（NaOH）又可标定酸（高氯酸）？

3. 做空白试验的目的是什么？如何进行空白试验？

4. 冰醋酸对于高氯酸、H_2SO_4、HCl 及 HNO_3 是什么溶剂？水对这 4 种酸是什么溶剂？

第四节　配位滴定法实验

实验八　乙二胺四乙酸标准溶液（0.05 mol/L）的配制和标定

【实验目的】

1. 掌握乙二胺四乙酸标准溶液的配制与标定方法。

2. 掌握铬黑 T 指示剂滴定终点的判断。

【实验原理】　乙二胺四乙酸（EDTA），一般用 H_4Y 来表示，它是一种不易溶于水的酸，通常使用更易溶于水的 EDTA 的二钠盐（EDTA·2Na，H_2Na_2Y，$M=392.28$）来配制 EDTA 标准溶液。一般常用基准物质 Zn 来标定 EDTA 溶液。弱碱性条件下，铬黑 T 与二价金属离子结合时会显紫红色，而金属离子会与 EDTA 标准溶液发生配位反应，在到达滴定终点的时候，溶液颜色变为纯蓝色。

加入铬黑 T 指示剂：

$$Zn^{2+}+HIn^{2-} \Longrightarrow ZnIn^-+H^+$$

终点前：

$$Zn^{2+}+H_2Y^{2-} \rightleftharpoons ZnY^{2-}+2H^+$$

终点时：

$$ZnIn^-（紫红色）+H_2Y^{2-} \rightleftharpoons ZnY^{2-}+HIn^{2-}（纯蓝色）+H^+$$

【仪器和试剂】

1. 仪器　试剂瓶（1000 ml），锥形瓶（250 ml），酸式滴定管（25 ml），量筒（50 ml、10 ml）等。

2. 试剂　EDTA·2Na·H_2O（AR），Zn（基准物质），HCl 溶液（3 mol/L），氨试液（3 mol/L），NH_3·H_2O-NH_4Cl 缓冲溶液（pH=10.0），铬黑 T 指示剂，甲基红指示剂（0.025% 乙醇溶液），蒸馏水等。

【实验步骤】

1. EDTA 标准溶液（0.05 mol/L）的配制　精密称取 EDTA·2Na·H_2O 约 19 g，加蒸馏水 1000 ml 使溶解，摇匀，转移至试剂瓶中储存。

2. EDTA 标准溶液（0.05 ml/L）的标定　精密称取 Zn 约 0.07 g（m_{Zn}），放入锥形瓶中，加入 HCl 溶液约 3 ml，待其完全溶解后加蒸馏水 25 ml。然后加入甲基红指示剂 1 滴，逐滴滴加氨试液至溶液呈微黄色。再加蒸馏水 25 ml，NH_3·H_2O-NH_4Cl 缓冲溶液 10 ml 和铬黑 T 指示剂 2 滴，用 EDTA 标准溶液滴定至溶液由紫红色变为纯蓝即为终点。记录所消耗 EDTA 标准溶液的体积（V_{EDTA}），由下式计算 EDTA 标准溶液浓度（c_{EDTA}）。

$$c_{EDTA}=\frac{m_{Zn}}{V_{EDTA}\times \dfrac{M_{Zn}}{1000}}=\frac{m_{Zn}}{V_{EDTA}\times M_{Zn}}\times 1000$$

【注意事项】

1. 因为 EDTA 在水中溶解比较缓慢，可以振摇或加热加快其溶解，尽可能提前配制放置过夜后使用。

2. 该溶液可以在硬质玻璃瓶中保存。但因为 EDTA 溶液会逐渐从玻璃容器中获取金属离子，从而影响 EDTA 标准溶液的浓度，所以该溶液最好用聚乙烯塑料瓶进行储存。

【思考题】

1. 为什么要在滴定前加入 NH_3·H_2O-NH_4Cl 缓冲液？

2. 如果称取的 Zn 为 0.4 g，需消耗 EDTA 标准溶液的体积是多少？

实验九　水的硬度测定

【实验目的】

1. 掌握配位滴定法测定水的硬度的原理和方法。

2. 熟悉铬黑 T 指示剂的应用，了解金属指示剂的特点。

3. 了解水的硬度的测定意义和常用的硬度表示方法。

【实验原理】　水的硬度是指水中 Ca^{2+}、Mg^{2+} 的总浓度，其他金属离子如 Fe^{3+}、Al^{3+}、Mn^{2+}、Zn^{2-}、Cu^{2+} 等一般含量很少，在测量硬度时可以忽略不计。硬度包括暂时硬度和永久硬度。水中钙、镁的酸式碳酸盐加热能被分解析出沉淀而除去，这种盐所形成的硬度称为暂时硬度。水中钙、镁的硫酸盐、氯化物、硝酸盐经加热不能分解，这种盐形成的硬度称为永久硬度。

水的硬度表示方法常用的有以下两种：①将水中的盐类折算成 CaO 而以 CaO 的量作为硬度标准，称为德国硬度（1 度=10 mg/L 的 CaO）。②将盐类折算成 $CaCO_3$，以每升水中含有 $CaCO_3$ 的质量来表示硬度（mg/L）。我国生活应用水卫生标准规定，以 $CaCO_3$ 计，饮用水的硬度不得超过 450 mg/L。

水的硬度，可用配位滴定法测定。测定方法：取一定水样，在 pH=10 左右的缓冲溶液中，以铬黑 T 为指示剂，用 EDTA 标准溶液进行滴定至溶液由紫红变为纯蓝色，由 EDTA 标准溶液的浓度和体积即可计算出水的硬度。滴定过程中的反应为

$$Ca^{2+}+HIn^{2-} \Longrightarrow CaIn^-+H^+$$

$$Ca^{2+}+Mg^{2+}+2H_2Y^{2-} \Longrightarrow CaY^{2-}+MgY^{2-}+4H^+$$

$$MgIn^-（紫红色）+H_2Y^{2-} \Longrightarrow MgY^{2-}+HIn^{2-}（纯蓝色）+H^+$$

【仪器和试剂】

1. 仪器 锥形瓶（250 ml），酸式滴定管（25 ml），量筒，移液管等。

2. 试剂 EDTA 标准溶液（0.05 mol/L），$NH_3 \cdot H_2O$-NH_4Cl 缓冲液（pH=10.0），铬黑 T 指示剂，HCl 溶液（6 mol/L）等。

【实验步骤】

量取水样 100 ml 置于锥形瓶中，加入 $NH_3 \cdot H_2O$-NH_4Cl 缓冲液 5 ml，滴加铬黑 T 指示剂 2～3 滴，用 EDTA 标准溶液（0.05 mol/L）滴定至溶液由紫红色变为纯蓝色，即为终点。记录消耗的 EDTA 溶液的体积。上述滴定过程平行操作三次。计算水样的硬度，采用德国硬度，以 CaO 的量作为硬度标准：

$$硬度=\frac{c_{EDTA} \times V_{EDTA} \times M_{CaO}}{V_{水样}} \times 1000 \qquad （mg/L）$$

$$或硬度=\frac{c_{EDTA} \times V_{EDTA} \times M_{CaO}}{V_{水样}} \times 1000 \qquad （度）$$

式中，c_{EDTA} 为 EDTA 标准溶液的浓度（mol/L）；V 为消耗 EDTA 的体积（ml）；M_{CaO}=56.08 g/mol；$V_{水样}$ 为加入水样的体积（ml）。

【注意事项】 当水中含有 Ca^{2+}、Mg^{2+} 量较多时，加入 pH 10 左右的 $NH_3 \cdot H_2O$-NH_4Cl 缓冲液后可能产生 $CaCO_3$、$MgCO_3$ 的沉淀：

$$Ca(HCO_3)_2+2OH^- \Longrightarrow CaCO_3\downarrow+2H_2O+CO_3^{2-}$$

在这种情况下，到达滴定终点后，常出现返红现象，使滴定终点难以确定，为防止这种情况发生，可以在加入缓冲液前加入 2～6 滴 HCl 溶液（6 mol/L），调节 pH 至 3 左右，振摇或加热 2 min 去除 CO_2，然后从加入缓冲溶液开始如上操作。

【思考题】

1. 什么是水的硬度？水的硬度有哪几种表示方法？

2. 待测水样中，可能存在哪些干扰离子？应如何消除？

3. 已知水质分类：< 8 度为软水，8～16 度为中等硬水，17～30 度为硬水，根据实验结果，所测水样应属于那种类型？

第五节 氧化还原滴定

实验十 I_2 标准滴定溶液的配制与标定

【实验目的】

1. 掌握 I_2 标准溶液的配制方法。

2. 掌握直接碘量法的基本原理及其操作。

【实验原理】 在 25 ℃时，100 ml 水可以溶解 0.035 g I_2。除了溶解度较低外，I_2 的水溶液中 I_2 的蒸气压很高，容易挥发，因此 I_2 溶液的浓度会在操作处理的过程中渐渐降低。而将 I_2 溶解在 KI 水溶液中就可以解决以上问题。KI 溶液的浓度越高，I_2 在其中的溶解度就越大。溶解度的增加是因为 I_3^- 的生成：

$$I_2 + I^- \longrightarrow I_3^-$$

该溶液比 I_2 的纯化水溶液中 I_2 的蒸气压要低得多，所以由挥发导致的浓度损失可以降到极低。

配制 I_2 标准溶液，需要准备 I_2（AR）或再升华的 I_2 和不含碘酸盐的 KI（AR）。

在配制 $Na_2S_2O_3$ 溶液的过程中，需要加入少量 Na_2CO_3。因为在滴定的过程中是不允许有碱存在的，所以要在 I_2 溶液中加入少量 HCl 溶液。另外为了避免 KIO_3 在测定中的干扰，也需要加入酸使少量存在于 KI 中的 KIO_3 与 KI 反应生成 I_2。

I_2 标准溶液可以用纯的 As_2O_3 或 $Na_2S_2O_3$ 标准溶液进行标定。

As_2O_3 为在工业上可以得到基准物质，实验前应该先用 NaOH 溶液将其溶解：

$$As_2O_3 + 6NaOH \Longrightarrow 2Na_3AsO_3 + 3H_2O$$

As_2O_3 和 I_2 的反应是可逆反应，如果能从溶液中快速转移反应中生成的 H^+，那么反应可以定量地从左向右进行。可以加入 $NaHCO_3$ 确保反应向右进行。

$$AsO_3^{3-} + I_2 + H_2O \Longrightarrow AsO_4^{3-} + 2I^- + 2H^+$$

【仪器和试剂】

1. 仪器 酸式滴定管（25 ml），锥形瓶（250 ml），移液管（25 ml），量筒，试剂瓶（棕色，500 ml），烧杯（500 ml），砂芯漏斗等。

2. 试剂 I_2（AR），KI（AR），As_2O_3（基准物质），H_2SO_4 溶液（1 mol/L），$Na_2S_2O_3$ 标准溶液（0.1 mol/L），NaOH 溶液（1 mol/L），浓盐酸，稀 HCl 溶液（4 mol/L），$NaHCO_3$（AR），淀粉指示剂，酚酞指示剂，蒸馏水等。

【实验步骤】

1. I_2 标准溶液（0.05 mol/L）的配制 称取 20 g KI，加入 20 ml 蒸馏水中溶解。精密称取大约 7 g I_2，加至 KI 溶液中，充分振摇至 I_2 完全溶解。加入 3 滴浓盐酸后，用蒸馏水稀释至 1000 ml。然后将溶液转移至棕色试剂瓶内，于避光阴凉处保存。

2. I_2 标准溶液的标定

（1）用 As_2O_3 标定：精密称取约 1.0 g（$m_{As_2O_3}$）已在 105 ℃干燥 2 h 的 As_2O_3，加入 NaOH 溶液（1 mol/L）6 ml。用 20 ml 蒸馏水稀释，加入酚酞指示剂 1 滴。然后逐滴加入 H_2SO_4 溶液（1 mol/L）直至溶液粉红色消失。加入 2 g $NaHCO_3$，加入 2 ml 淀粉指示剂。用滴定管缓慢滴加 I_2 标准溶液至溶液显浅蓝色。记录所消耗 I_2 标准溶液体积（V_1），计算 I_2 标准溶液的摩尔浓度（c_{I_2}）。

$$c_{I_2} = \frac{m_{As_2O_3}}{V_1 \times M_{As_2O_3}} \times 2000$$

（2）用 $Na_2S_2O_3$ 标准溶液标定：移取 20 ml I_2 标准溶液至 250 ml 锥形瓶中，加入 100 ml 蒸馏水稀释，用滴定管滴加 $Na_2S_2O_3$ 标准溶液至溶液显浅黄色。加入淀粉指示剂 2 ml 后继续缓慢滴加 $Na_2S_2O_3$ 标准溶液直至溶液变为无色，记录所消耗 $Na_2S_2O_3$ 标准溶液体积（V_2）。根据 $Na_2S_2O_3$ 标准溶液的浓度（$c_{Na_2S_2O_3}$）和移取 I_2 标准溶液的体积（V_{I_2}），以下式计算 I_2 标准溶液的摩尔浓度。

$$c_{I_2} = \frac{c_{Na_2S_2O_3} \times V_2}{2V_{I_2}}$$

【注意事项】

1. I_2 需溶于高浓度的 KI 溶液中，然后再加水稀释。

2. I_2 对橡胶有腐蚀作用，必须使用酸式滴定管里进行滴定。

【思考题】

1. 为什么要在配制 I_2 标准溶液的时候加入过量的 KI？

2. 滴定时，As_2O_3 与 I_2 存在怎样的数量关系？如何用公式表达？

3. 用 As_2O_3 标定 I_2 标准溶液时，为什么必须加入 NaOH 溶液、H_2SO_4 溶液及 $NaHCO_3$？

实验十一 $Na_2S_2O_3$ 标准溶液的配制与标定

【实验目的】

1. 掌握 $Na_2S_2O_3$ 标准溶液的配制与标定方法。

2. 掌握间接碘量法的原理及其操作。

【实验原理】 固体硫代硫酸钠（$Na_2S_2O_3·5H_2O$）一般都含有少量杂质，如 S、Na_2SO_3、Na_2SO_4、Na_2CO_3 及 NaCl 等，同时还容易风化和潮解，因此不能直接配制其标准溶液，而应先配制成大致浓度的溶液后，再标定。由于 $Na_2S_2O_3$ 溶液易受空气及水中 CO_2、微生物等的作用而分解，故需用新煮沸放冷的蒸馏水配制溶液，并加入少量 Na_2CO_3（浓度约为 0.02%），以防止 $Na_2S_2O_3$ 分解。由于日光也能促进 $Na_2S_2O_3$ 溶液分解，所以配好的 $Na_2S_2O_3$ 溶液应储存在棕色瓶中，在暗处放置 7～14 天，待其浓度趋于稳定后，再进行标定，若产生沉淀则应滤过后再进行标定。长期放置的溶液，应在使用前进行标定。

通常用 $K_2Cr_2O_7$ 作基准物质对 $Na_2S_2O_3$ 溶液的浓度进行标定。$K_2Cr_2O_7$ 先与过量的 KI 反应析出 I_2：

$$K_2Cr_2O_7 + 6KI + 14HCl = 2CrCl_3 + 8KCl + 3I_2 + 7H_2O$$

析出的 I_2，再以淀粉溶液为指示剂，用 $Na_2S_2O_3$ 标准溶液滴定至蓝色消失而显亮绿色，即为终点：

$$I_2 + 2Na_2S_2O_3 = 2NaI + Na_2S_4O_6$$

$Na_2S_2O_3$ 与 I_2 的反应需在中性或弱酸性溶液中进行，其在碱性溶液中会发生副反应，在强酸溶液中 $Na_2S_2O_3$ 又易分解，所以该反应需严格控制酸度，在中性或弱酸性溶液中进行。

【仪器和试剂】

1. 仪器 碘量瓶（250 ml），烧杯（100 ml），量筒，移液管（25 ml），滴定管（50 ml），试剂瓶（棕色，500 ml）。

2. 试剂 $Na_2S_2O_3·5H_2O$（AR），Na_2CO_3（AR），$K_2Cr_2O_7$（基准物质），KI（AR），稀盐酸溶液（6 mol/L），淀粉指示剂，蒸馏水。

【实验步骤】

1. $Na_2S_2O_3$ 标准溶液（0.1 mol/L）的配制 称取 $Na_2S_2O_3·5H_2O$ 12.5 g 及 Na_2CO_3 0.1 g 放入烧杯中，加入新煮沸并已冷却的蒸馏水，搅拌使溶解，加新煮沸并已冷却的蒸馏水稀释至500 ml，储存于棕色瓶中，在暗处放置 7～14 天后滤过。

2. $Na_2S_2O_3$ 标准溶液（0.1 mol/L）的标定 精确称取适量在 120 ℃烘干至恒重的 $K_2Cr_2O_7$ 约 0.15 g，放入 250 ml 碘量瓶中，加蒸馏水 50 ml 使溶解。加入稀盐酸溶液 5 ml 及 KI 2 g，轻轻摇匀，将碘量瓶盖好，放在暗处静置 10 min。然后加入 100 ml 蒸馏水稀释，立即用 $Na_2S_2O_3$ 标准溶液滴定至溶液呈草黄色后，加淀粉指示剂 2 ml，继续滴定至溶液变为亮绿色，即为终点，记录消耗 $Na_2S_2O_3$ 标准溶液的体积。平行操作三次。根据消耗 $Na_2S_2O_3$ 标准溶液的体积，用下面公式计算 $Na_2S_2O_3$ 标准溶液的浓度（$M_{K_2Cr_2O_7}=294.18$ g/mol）。

$$c_{Na_2S_2O_3} = \frac{m_{K_2Cr_2O_7}}{V_{Na_2S_2O_3} \times M_{K_2Cr_2O_7}} \times 6000$$

式中，$c_{\mathrm{Na_2S_2O_3}}$ 为 $\mathrm{Na_2S_2O_3}$ 标准溶液的浓度（mol/L）；$V_{\mathrm{Na_2S_2O_3}}$ 为 $\mathrm{Na_2S_2O_3}$ 标准溶液的体积（ml）；$m_{\mathrm{K_2Cr_2O_7}}$ 为 $\mathrm{K_2Cr_2O_7}$ 质量（g）。

【注意事项】

1. $\mathrm{K_2Cr_2O_7}$ 与 KI 在酸度较低时反应速度较慢，而酸度太高 KI 又易分解，因此应注意控制酸度。

2. 因 $\mathrm{Na_2S_2O_3}$ 在强酸中易分解，并且反应生成的 $\mathrm{Cr^{3+}}$ 浓度较大时为暗绿色，不易于滴定终点的观察，故应先稀释待测溶液后再滴定。

3. 开始滴定时溶液中 $\mathrm{I_2}$ 浓度较大，不要摇动太厉害，以免 $\mathrm{I_2}$ 挥发。而接近终点后，要缓慢滴，用力振摇，以减少淀粉对 $\mathrm{I_2}$ 的吸附作用。

【思考题】

1. 如何配制 $\mathrm{Na_2S_2O_3}$ 标准溶液？影响其稳定性的因素有哪些？应如何减小或避免其影响？

2. 配制 $\mathrm{Na_2S_2O_3}$ 标准溶液时，为什么加入 $\mathrm{Na_2CO_3}$ 会防止其水解？原理是什么？

3. 为什么在接近终点时加入淀粉指示剂？提前加入会产生什么影响？

4. 如果溶液不加水稀释，直接进行滴定会对结果产生什么影响？

实验十二　KMnO₄ 标准溶液的配制与标定

【实验目的】

1. 掌握用 $\mathrm{Na_2C_2O_4}$ 标定 $\mathrm{KMnO_4}$ 溶液的实验原理、滴定条件及实验操作。

2. 了解自身指示剂指示终点的方法。

3. 了解 $\mathrm{KMnO_4}$ 标准溶液的配制方法和保存条件。

【实验原理】　$\mathrm{KMnO_4}$ 常含有其他杂质，而且其氧化能力很强，易与水或空气中的某些物质反应，因此不能直接配制其标准溶液，需先配制成近似浓度的溶液，然后用基准物质标定出 $\mathrm{KMnO_4}$ 溶液的准确浓度。用 $\mathrm{Na_2C_2O_4}$ 作基准物质进行标定的反应为

$$2\mathrm{MnO_4^-}+5\mathrm{C_2O_4^{2-}}+16\mathrm{H^+}\xrightarrow{75\sim85\,℃}2\mathrm{Mn^{2+}}+10\mathrm{CO_2}\uparrow+8\mathrm{H_2O}$$

此滴定反应，开始时反应速度较慢，可采用升高反应温度（75 ～ 85 ℃）和增大反应物浓度的方法来提高反应速度。待反应产生 $\mathrm{Mn^{2+}}$ 后，由于 $\mathrm{Mn^{2+}}$ 的催化作用，使反应速度加快。滴定终点时，溶液呈现微红色（利用 $\mathrm{KMnO_4}$ 自身作指示剂）。

【仪器和试剂】

1. 仪器　锥形瓶（250 ml），酸式滴定管（棕色，50 ml），量筒，烧杯，试剂瓶，砂芯漏斗等。

2. 试剂　$\mathrm{Na_2C_2O_4}$（基准物质），$\mathrm{H_2SO_4}$ 溶液（3 mol/L），$\mathrm{KMnO_4}$（AR），蒸馏水等。

【实验步骤】

1. KMnO₄ 标准溶液（0.02 mol/L）的配制　称取 $\mathrm{KMnO_4}$ 约 1.6 g 置于烧杯中，加 500 ml 新煮沸放冷的蒸馏水，烧杯盖表面皿加热至微沸 20 min，冷却后，用砂芯漏斗过滤。滤液储存在棕色试剂瓶中。

2. KMnO₄ 标准溶液（0.02 mol/L）的标定　准确称取约 0.2 g 在 105 ℃ 干燥至恒重的 $\mathrm{Na_2C_2O_4}$ 置于锥形瓶中，加 100 ml 蒸馏水使之溶解。加入 $\mathrm{H_2SO_4}$ 溶液（3 mol/L）10 ml 后，迅速加入 $\mathrm{KMnO_4}$ 标准溶液 20 ml，置水浴加热至 75 ℃ 左右，趁热用 $\mathrm{KMnO_4}$ 标准溶液滴定，滴定至溶液呈微红色，半分钟内不褪色即为终点，记录消耗的 $\mathrm{KMnO_4}$ 标准溶液的体积。平行操作三次。根据消耗 $\mathrm{KMnO_4}$ 标准溶液的体积，用下面公式计算 $\mathrm{KMnO_4}$ 标准溶液的浓度（$M_{\mathrm{Na_2C_2O_4}}$=134.00 g/mol）。

$$c_{\mathrm{KMnO_4}}=\frac{m_{\mathrm{Na_2C_2O_4}}\times2000}{V_{\mathrm{KMnO_4}}\times5M_{\mathrm{Na_2C_2O_4}}}=\frac{m_{\mathrm{Na_2C_2O_4}}}{V_{\mathrm{KMnO_4}}\times M_{\mathrm{Na_2C_2O_4}}}\times400$$

式中，c_{KMnO_4} 为 KMnO$_4$ 标准溶液的浓度（mol/L）；$m_{Na_2C_2O_4}$ 为基准物质 Na$_2$C$_2$O$_4$ 的质量（g）；V_{KMnO_4} 为 KMnO$_4$ 标准溶液的体积（ml）。

【注意事项】

1. 滴定过程中应注意保证滴定时溶液温度高于 55 ℃，否则温度过低导致反应速度过慢将影响滴定终点的确定。

2. 本次滴定实验反应速度较慢，需缓慢滴加，待溶液中产生 Mn^{2+}后，反应速度加快，可适当加快滴定速度，但滴定时仍必须逐滴加入，尤其接近终点时反应速度会变慢，更应小心滴加。

【思考题】

1. 配制 KMnO$_4$ 标准溶液时为什么要煮沸？

2. 过滤 KMnO$_4$ 溶液为什么要用砂芯漏斗而不用滤纸？

3. 滴定过程中如果溶液温度过高，会影响实验结果吗？如果影响，试解释原因。

4. 装 KMnO$_4$ 标准溶液的烧杯放置较久之后，为什么其壁上常有棕色沉淀？应该怎样洗涤？

第六节　沉淀滴定实验

实验十三　AgNO$_3$ 标准溶液和硫氰酸铵标准溶液的配制与标定

【实验目的】

1. 掌握吸附指示剂法标定 AgNO$_3$ 溶液的原理及方法。

2. 掌握用比较法标定标准溶液浓度的方法。

3. 了解荧光黄及铁铵矾指示剂的使用条件及终点判断。

【实验原理】

1. AgNO$_3$ 标准溶液的标定（法扬司法）　常用基准物质 NaCl 标定 AgNO$_3$ 溶液，加入荧光黄指示剂后，胶体浑浊液为黄绿色，滴定至终点时，胶体浑浊液由黄绿色变为粉红色，其反应过程为

$$(AgCl)Cl^- + FIn^- \xrightarrow{AgNO_3} (AgCl)Ag^+ \cdot FIn^-$$

（黄绿色）　　　　　　　　（粉红色）

2. NH$_4$SCN 标准溶液的测定　精密量取已标定好浓度的 AgNO$_3$ 标准溶液与 NH$_4$SCN 溶液进行定量比较，加入铁铵矾指示剂，滴加 NH$_4$SCN 溶液，当 AgSCN 定量沉淀后，稍过量的 SCN$^-$与 Fe^{3+}生成红色配合物，即为终点。其反应为

终点前：　　　　　　　　$Ag^+ + SCN^- \longrightarrow AgSCN\downarrow$（白色）

终点时：　　　　　　　　$Fe^{3+} + SCN^- \longrightarrow Fe(SCN)^{2+}$（红色）

为了防止 Fe^{3+}水解产生深色配合物，影响终点观察，此反应要求在 HNO$_3$ 溶液中进行。

【仪器和试剂】

1. 仪器　酸式滴定管（50 ml），锥形瓶（250 ml），烧杯（250 ml），移液管（20 ml），试剂瓶（棕色，500 ml）等。

2. 试剂　AgNO$_3$（AR），NH$_4$SCN（AR），NaCl（基准物质），糊精溶液（1→50），CaCO$_3$（AR），HNO$_3$ 溶液（AR，6 mol/L），荧光黄指示剂（0.1% 乙醇溶液），铁铵矾指示剂（8% 水溶液），蒸馏水等。

【实验步骤】

1. AgNO$_3$ 标准溶液（0.1 mol/L）的配制与标定

（1）AgNO$_3$ 标准溶液（0.1 mol/L）的配制：称取 AgNO$_3$ 约 8.7 g 置于烧杯中，加适量蒸馏

水 100 ml 后，搅拌溶解，稀释至 500 ml，充分摇匀，移入试剂瓶中，在避光处储存。

（2）AgNO₃ 标准溶液（0.1 mol/L）的标定：精密称取已在 110 ℃干燥至恒重的 NaCl 约 0.13 g，放入锥形瓶中，加蒸馏水 50 ml 使溶解，再加入 2 ml 糊精溶液（1→50），0.1 g CaCO₃，滴加 8 滴荧光黄指示剂，用 AgNO₃ 标准溶液（0.1 mol/L）滴定至浑浊液由黄绿色变为粉红色即为终点，记录消耗 AgNO₃ 标准溶液的体积。平行操作三次。根据消耗 AgNO₃ 标准溶液的体积，用下面公式计算 AgNO₃ 标准溶液的浓度（M_{NaCl}=58.44 g/mol）。

$$c_{AgNO_3} = \frac{m_{NaCl}}{V_{AgNO_3} \times M_{NaCl}} \times 1000$$

式中，c_{AgNO_3} 为 AgNO₃ 标准溶液的浓度（mol/L）；m_{NaCl} 为基准物质 NaCl 的质量（g）；V_{AgNO_3} 为 AgNO₃ 标准溶液的体积（L）。

2. NH₄SCN 标准溶液（0.1 mol/L）的配制与标定

（1）NH₄SCN 标准溶液（0.1 mol/L）的配制：称取 NH₄SCN 约 3.8 g 放入烧杯，加蒸馏水适量，搅拌溶解后，加蒸馏水稀释至 500 ml，移入试剂瓶中，充分摇匀，在避光处储存。

（2）NH₄SCN 标准溶液（0.1 mol/L）的标定：精密吸取 AgNO₃ 标准溶液（0.1 mol/L）20 ml 放入锥形瓶中，加蒸馏水 20 ml、HNO₃ 溶液（6 mol/L）2 ml 与铁铵矾指示剂 2 ml，用 NH₄SCN 标准溶液（0.1 mol/L）滴定至溶液呈淡棕红色，剧烈振摇后仍不褪色即为终点，记录消耗 NH₄SCN 标准溶液的体积。平行操作三次。根据消耗 NH₄SCN 标准溶液的体积，用下面公式计算 NH₄SCN 标准溶液的浓度。

$$c_{NH_4SCN} = \frac{c_{AgNO_3} \times V_{AgNO_3}}{V_{NH_4SCN}}$$

式中，c_{NH_4SCN} 为 NH₄SCN 标准溶液的浓度（mol/L）；c_{AgNO_3} 为 AgNO₃ 标准溶液的浓度（mol/L）；V_{AgNO_3} 为 AgNO₃ 标准溶液的体积（L）；V_{NH_4SCN} 为 NH₄SCN 标准溶液的体积（L）。

【注意事项】

1. 配制 AgNO₃ 标准溶液应保证水中无 Cl⁻，AgNO₃ 及其溶液应盛放于棕色瓶中并避光保存。

2. 加入的 HNO₃ 溶液应新煮沸放冷，以防止 HNO₃ 溶液中的氮的低价氧化物与 SCN⁻ 或 Fe³⁺ 生成红色物质，影响滴定终点的观察。

3. 标定 NH₄SCN 标准溶液时，指示剂的用量对实验的准确性有影响，应选择适宜的浓度。

【思考题】

1. 标定 AgNO₃ 标准溶液时，为什么要加入糊精溶液和 CaCO₃？

2. 加入 HNO₃ 是为了防止 Fe³⁺ 水解，如果加入 HNO₃ 过量，会对实验产生什么影响？

3. 标定 NH₄SCN 溶液时，为什么要剧烈振摇？试解释原因。

第七节　重量分析基本操作和实验

重量分析法是根据称量确定待测组分含量的分析方法。重量分析包括分离和称量两大步骤。根据分离方法的不同，重量分析一般可分为挥发法、萃取法和沉淀法。

挥发法是利用物质的挥发性，通过加热或其他方法使试样的待测组分或其他组分挥发而分离，然后通过称量确定待测组分的含量。

萃取法是利用待测组分在两种互不相溶的溶剂中的溶解度不同，将待测组分从一种溶剂萃取到另一溶剂中来，然后将萃取液中溶剂蒸去，干燥至恒重，称量萃取出的待测组分的重量。

　　沉淀法是利用沉淀反应，将待测组分转化成难溶物后，从溶液中分离出来，然后经过滤、洗涤、干燥或灼烧，得到可供称量的物质进行称量，根据称量的重量求算样品中待测组分的含量。沉淀法的应用最为常见，因此本节仅介绍沉淀法的基本操作。

　　沉淀法的基本操作包括样品溶解、沉淀制备、过滤、洗涤、干燥和灼烧等步骤，分别介绍如下。

（一）样品的溶解

　　将样品称于烧杯中，沿杯壁或玻璃棒缓缓加入溶剂，盖上表面皿，轻轻摇动。必要时可加热促其溶解，注意防止暴沸，以防溶液溅失。

（二）沉淀的制备

　　为使沉淀完全和纯净，应该按照沉淀的不同类型选择不同的沉淀条件，如沉淀时溶剂的体积、温度，加入沉淀剂的浓度和体积、加入次序、加入速度等，需严格按照规定的实验步骤进行操作。

　　1. 晶形沉淀　晶形沉淀一般在较稀的热溶液中进行，操作时，应沿杯壁或玻璃棒缓缓加入沉淀剂，若要求缓慢加入沉淀剂可使用滴管滴加沉淀剂。加入沉淀剂时应手持玻璃棒不断搅拌溶液，搅拌时玻璃棒不要碰杯壁或杯底，以防划损烧杯。若溶液需要加热，一般在水浴或电热套上进行。

　　沉淀完毕后应检查沉淀是否完全，检查的方法：待沉淀下沉后，在上层清液中，沿杯壁加入少量沉淀剂，观察上层清液是否出现浑浊，如无浑浊则已沉淀完全，如出现浑浊，需再补加沉淀剂，重复检查步骤至上层清液无浑浊产生。沉淀完毕后盖上表面皿，在水浴上加热保温 $1 \sim 2 \, h$ 或放置 $12 \, h$ 以上进行陈化。

　　2. 非晶形沉淀　非晶形沉淀一般在较浓的溶液中进行。要求较快加入沉淀剂，并充分搅拌。沉淀完全后，要用热蒸馏水稀释减少杂质的吸附，不必陈化。

（三）沉淀的过滤和洗涤

　　对于需要进行灼烧的沉淀，如 $CaC_2O_4 \cdot 2H_2O$，$Fe_2O_3 \cdot nH_2O$ 等，一般用定量滤纸和长颈玻璃漏斗（图 2-18）进行过滤。有些沉淀不能与滤纸一起灼烧或不需灼烧，只需烘干即可称量，在这种情况下，应该用微孔玻璃漏斗（或微孔玻璃坩埚）过滤，如图 2-19 所示。

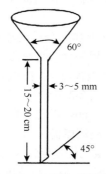
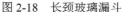
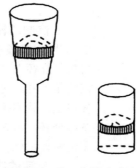

图 2-18　长颈玻璃漏斗　　　图 2-19　微孔玻璃漏斗（左）和微孔玻璃坩埚（右）

　　1. 滤纸的选择　滤纸分定性滤纸和定量滤纸两种，重量分析中常用定量滤纸（或称无灰滤纸）进行过滤。定量滤纸灼烧后灰分极少，其重量可忽略不计，如果灰分较重，应进行空白实验。定量滤纸按照孔隙大小分为快速、中速和慢速 3 种。细晶形沉淀，如 $BaSO_4$ 等，应选用慢速滤纸过滤；粗晶形沉淀，如 $MgNH_4PO_4$ 等，应选用中速滤纸过滤；而蓬松的胶状沉淀，如 $Fe_2O_3 \cdot nH_2O$ 等，则应选用快速滤纸过滤。滤纸按直径分为 11 cm、9 cm、7 cm 等几种，应根据沉淀量的多少，选择合适的滤纸大小。

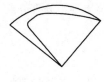

2. 滤纸的折叠和安放　如图 2-20 所示，应先把滤纸对折，然后再轻轻对折，不要压实，展开呈圆锥形后放入漏斗中观察折好的滤纸是否能与漏斗内壁紧密贴合，若未贴合紧密可以调整滤纸折叠角度，直至与漏斗贴紧再将折边压实。滤纸的大小应低于漏斗边缘 0.5 ～ 1 cm，若高出漏斗边缘，可剪去一圈。可将半边为三层滤纸的外层折角撕下，这样既可以使内层滤纸更加紧密贴在漏斗内壁上，撕下来的折角可用于擦拭烧杯内残留的沉淀。

滤纸放入漏斗后，使之贴紧，先用洗瓶加水润湿全部滤纸，轻压滤纸赶去滤纸与漏斗壁间的气泡，然后加水至滤纸边缘，此时漏斗颈内应全部充满水，形成水柱。

图 2-20　滤纸的折叠

3. 倾泻法过滤和洗涤　过滤时，为了避免沉淀堵塞滤纸的空隙，影响过滤速度，一般多采用倾泻法过滤，即倾斜静置烧杯，待沉淀下降后，先将上层清液倾入漏斗中，而沉淀尽可能地保留在烧杯中，尽量不要搅动。如图 2-21 所示，将烧杯置于漏斗上方，烧杯嘴要与玻璃棒贴紧，玻璃棒直立，下端接近三层滤纸的一边，慢慢倾斜烧杯，使上层清液沿玻璃棒流入漏斗中，加滤液至滤纸高度的 2/3 时暂停过滤。暂停过滤时，应沿玻璃棒将烧杯嘴往上提一段，逐渐使烧杯直立，等玻璃棒和烧杯由相互垂直变为几乎平行时，将玻璃棒离开烧杯嘴而移入烧杯中，避免留在棒端及烧杯嘴上的液体流到烧杯外壁。玻璃棒放回原烧杯时，勿将清液搅浑，也不要靠在烧杯嘴处，因嘴处沾有少量沉淀，如此重复操作，直至上层清液倾完为止。

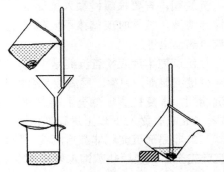

图 2-21　倾泻法过滤操作和倾泻静置

在上层清液倾注完后，应选择合适的洗涤剂作沉淀洗涤。

洗涤时，也采用倾泻法，按"少量多次"的原则进行。沿烧杯内壁四周注入少量洗涤液，每次约 20 ml 以淹没沉淀为度，充分搅拌，静置，待沉淀下沉后，倾倒上层清液，上述操作重复 4 ～ 5 次。

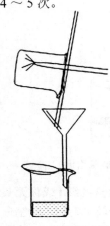

4. 沉淀的转移　在盛有沉淀的烧杯中加入少量洗涤液，搅拌混合后，立即全部倾入漏斗中，重复 2 ～ 3 次。用保存的小块滤纸擦净玻璃棒，再放入烧杯中，用玻璃棒压住滤纸对烧杯进行擦拭。擦拭后的滤纸块（或沉淀帚）用玻璃棒拨入漏斗中，然后如图 2-22 所示将玻璃棒横放在烧杯口上，玻璃棒下端比烧杯口长出 2 ～ 3 cm，以左手食指按住玻璃棒，拿起烧杯，放在漏斗上方，倾斜烧杯使玻璃棒仍指向三层滤纸的一边，用洗瓶冲洗烧杯壁上附着的沉淀，冲洗至沉淀完全转入漏斗中。

5. 沉淀的洗涤　沉淀全部转移到滤纸上后，在滤纸上进行最后的洗涤，用洗瓶自上而下呈螺旋形移动冲洗沉淀（图 2-23）。遵循"少量多次"的原则洗涤沉淀，即每次加少量洗涤液，洗后尽量沥干，再加第二次洗涤液，洗涤多次（一般 8 ～ 10 次）至检查无杂质为止。

图 2-22　沉淀转移操作

（四）沉淀的干燥和灼烧

1. 坩埚的准备 先将瓷坩埚洗净，烘干，盖上坩埚盖（不要盖严，需留小缝），放入高温电炉中慢慢升温至以后灼烧沉淀所需温度，保持恒温 30 min。从高温炉中取出坩埚时，应先关闭电炉，打开电炉门使坩埚稍降温后，将坩埚放在石棉板上继续冷却至微热后移入干燥器中，冷却至室温（约需 30 min），取出称量。按照上述操作（自"盖上坩埚盖……"开始重复操作）进行第二次灼烧，保持恒温 15～20 min 后，冷却和称量。如果前后两次称量结果相差不大于 0.2 mg，即可认为坩埚已达质量恒定，以较轻的称量结果作为坩埚的重量。否则还需再灼烧，直至质量恒定为止。

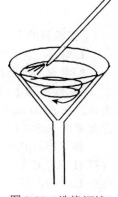

图 2-23 洗涤沉淀

坩埚的灼烧也可以在煤气灯上进行（图 2-24）。将坩埚洗净烘干，将其直立在泥三角上，盖上坩埚盖（不需盖严，需留小缝），用煤气灯逐渐升温，最后在氧化焰中高温灼烧，灼烧的时间和在高温电炉中相同，直至质量恒定。冷却，称量步骤同电炉。

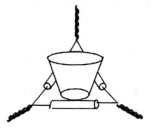

图 2-24 坩埚放置在泥三角上

2. 沉淀的包裹 利用玻璃棒把滤纸和沉淀从漏斗中取出，如图 2-25 所示，折卷成小包，把沉淀包卷在里面。如果漏斗上沾有些微沉淀，可用滤纸碎片擦下，与沉淀包卷在一起。

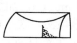

图 2-25 过滤后滤纸的折卷

3. 沉淀的干燥、炭化和灰化

（1）干燥：将滤纸包放入已质量恒定的坩埚内，按图 2-26 所示，将坩埚斜放在泥三角上，半掩盖上坩埚盖，将煤气灯火焰放置在坩埚盖下方缓缓加热，将滤纸和沉淀烘干。

（2）炭化：沉淀烘干后，将火焰移至坩埚底部，继续加热至滤纸完全炭化变黑不再冒烟为止。注意要防止滤纸燃着，一旦燃着，立即移去火焰，盖紧坩埚盖熄灭火焰。

（3）灰化：滤纸完全炭化后，可逐渐提高温度，并随时用坩埚钳转动坩埚，把坩埚内壁上的黑炭全部烧去，完全灰化为止。

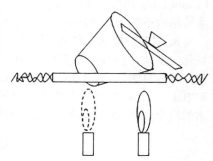

图 2-26 沉淀的干燥与炭化

4. 沉淀的灼烧 当滤纸灰化完全后，将坩埚垂直地放在泥三角上，盖上坩埚盖（留一小孔隙），在指定温度下灼烧，灼烧规定时间后，逐渐减弱火焰直至熄灭，在空气中稍冷后，放入干燥器中冷却到室温后称量，然后重复操作，灼烧、冷却、称量，直至质量恒定。

【思考题】

1. 样品溶解需要注意哪些问题？

2. 为什么要采用倾泻法先过滤上层清液，而不是在刚开始就将沉淀和溶液搅混后过滤？

3. 将灼烧后放至微热的坩埚，放入干燥器冷却时有哪些注意事项？

4. 沉淀炭化时滤纸燃着，可以用嘴吹灭吗？为什么？

实验十四　BaCl₂ 结晶水的测定

【实验目的】

1. 掌握沉淀重量分析法的测定原理和方法。

2. 掌握晶形沉淀的制备、过滤、洗涤、灼烧及恒重等基本操作技术。

【实验原理】

Ba^{2+} 能够生成多种微溶的盐类化合物，其中 $BaSO_4$ 的溶解度最小（25 ℃时为 0.25 mg/100 ml H_2O），其化学性质稳定，可以满足沉淀重量分析法（简称沉淀法）的实验要求，因此常以 $BaSO_4$ 沉淀法测定 Ba^{2+} 的含量。

称取待测 $BaCl_2$ 适量溶于水后，用 HCl 溶液酸化，加热至微沸，在不断搅拌下逐滴加入沉淀剂 H_2SO_4 溶液，生成的沉淀经陈化、过滤、洗涤，灼烧后，以 $BaSO_4$ 形式称量，即可求得试样中 Ba^{2+} 的含量。其中沉淀剂 H_2SO_4 溶液可以滴加至过量，以使 $BaSO_4$ 的溶解度更为降低，溶解损失可忽略不计。

【仪器和试剂】

1. **仪器**　瓷坩埚，坩埚钳，长颈漏斗，泥三角，马弗炉，烧杯，铁架台，铁圈，滴管，表面皿，电炉，干燥器等。

2. **试剂**　$BaCl_2 \cdot 2H_2O$（AR），H_2SO_4 溶液（1 mol/L），HCl 溶液（2 mol/L），$AgNO_3$ 试液（0.1 mol/L），HNO_3 溶液（2 mol/L），蒸馏水等。

【实验步骤】

1. **沉淀的制备**　准确称取 $BaCl_2 \cdot 2H_2O$ 0.4 g，置于 500 ml 烧杯中，加蒸馏水适量，搅拌使其溶解，加入 3 ml HCl 溶液（1 mol/L），加热至微沸。另取 H_2SO_4 溶液（1 mol/L）4 ml，加蒸馏水 30 ml 置于烧杯中，加热至微沸，在不断搅拌下趁热用滴管逐滴加入到热试样溶液中，待沉淀完毕，沿烧杯内壁滴加 1 ～ 2 滴 H_2SO_4 溶液（1 mol/L），仔细观察，若无浑浊，表示已沉淀完全。烧杯用表面皿盖好，在水浴上加热 0.5 ～ 1 h 或在室温下放置 12 h 陈化。

2. **沉淀的过滤与洗涤**　用定量滤纸以倾泻法过滤，用 H_2SO_4 洗涤液 [1 ml H_2SO_4 溶液（1 mol/L）加蒸馏水 100 ml] 洗涤 3 ～ 4 次，每次约 10 ml，最后将沉淀转移到滤纸上，并用折叠滤纸撕下的折角擦净杯壁后置于漏斗内的滤纸上，继续用洗涤液洗涤沉淀至无 Cl^-。

3. **沉淀的炭化、灰化与灼烧**　将滤纸和沉淀取出包好，置于已恒重的坩埚中，在电炉上炭化、灰化，再移入马弗炉（800 ～ 850 ℃）灼烧约 1 h，稍冷后放置于干燥器中 30 min 后称重。再重复灼烧 10 ～ 15 min，冷却至室温后称重，如此操作，直至恒重，记录数据。根据称取 $BaCl_2 \cdot 2H_2O$ 的质量及灼烧至恒重后的 $BaSO_4$ 的质量，用下面公式计算 $BaCl_2 \cdot 2H_2O$ 中结晶水的质量分数（M_{BaSO_4}=233.39 g/mol）。

$$w_{H_2O} = \frac{m_{BaSO_4} \times 2M_{H_2O}}{m_{样品} \times M_{BaSO_4}} \times 100\%$$

式中，w_{H_2O} 为 $BaCl_2 \cdot 2H_2O$ 中结晶水的质量分数（%）；m_{BaSO_4} 为灼烧至恒重后的 $BaSO_4$ 的质量（g）；M_{H_2O}=18（g/mol）；$m_{样品}$ 为称取 $BaCl_2 \cdot 2H_2O$ 的质量（g）。

【注意事项】

1. 此反应一般在 0.05 mol/L 左右 HCl 溶液中进行，其目的是防止 $BaCO_3$、$BaHPO_4$ 等沉淀生成，影响实验结果。同时为了减少共沉淀，应在热溶液中进行沉淀。

2. **Cl^- 的检验**　取 2 ml 洗涤后的滤液，滴加 HNO_3 溶液（2 mol/L）1 滴后，加入 $AgNO_3$ 试液（0.1 mol/L）2 滴，若无白色浑浊产生，则表明沉淀已洗净。

3. 应在空气流通条件下进行灼烧，以防止滤纸炭对沉淀的还原作用。

【思考题】

1. 沉淀完毕后，为何要陈化？

2. 沉淀 $BaSO_4$ 为什么要在 HCl 溶液中进行？如加入过多 HCl 溶液对实验有什么影响？

第三章 仪器分析实验

第一节 电位法和永停滴定法实验

实验一 用 pH 计测定溶液的 pH

【实验目的】

1. 掌握用 pH 计测定溶液 pH 的操作。

2. 了解用 pH 标准缓冲溶液定位的意义和温度补偿装置的作用。

3. 加深对溶液 pH 测定原理和方法的理解。

【实验原理】 直接电位法测定溶液 pH 常用玻璃电极为指示电极（负极），饱和甘汞电极为参比电极（正极），浸入待测液组成原电池，可用下式表示：

$$（-）玻璃电极 | 试液 | 饱和甘汞电极（+）$$

即（-）$Ag | AgCl（s）$，内充液 | 玻璃膜 | 试液 ┊┊ KCl（饱和），Hg_2Cl_2（s）| Hg（+）

此原电池的电动势为

$$E=\varphi_{甘}-\varphi_{玻}=K'+0.059\,pH（25\,℃）$$

式中，$\varphi_{甘}$ 为饱和甘汞电极的电极电位。$\varphi_{玻}$ 为玻璃电极的电极电位。K' 随溶液组成、电极类型、电极使用时间长短等不同而发生变化，是一个不固定的常数，很难通过计算得到，因此普遍采用已知 pH 的标准缓冲溶液在酸度计上进行校正（也称定位）。即先测定已知 pH 标准缓冲溶液的电动势（E_s），然后再测定试液的电池电动势（E_x）。若测量 E_x 和 E_s 时条件不变，假定 $K_x=K_s$，根据上式可得

$$pH_x=pH_s+(E_x-E_s)/\,0.059（25\,℃）$$

通过分别测定标准缓冲溶液和试液所组成工作电池电动势就可求出试液的 pH_x。几种常用标准缓冲溶液的 pH 见表 3-1。

表 3-1 不同温度时标准缓冲溶液的 pH

温度（℃）	邻苯二甲酸氢钾缓冲溶液	磷酸盐缓冲溶液	硼砂缓冲溶液	温度（℃）	邻苯二甲酸氢钾缓冲溶液	磷酸盐缓冲溶液	硼砂缓冲溶液
0	4.01	6.98	9.46	25	4.01	6.86	9.18
5	4.01	6.95	9.39	30	4.01	6.85	9.14
10	4.00	6.92	9.33	35	4.02	6.84	9.10
15	4.00	6.90	9.27	40	4.03	6.84	9.07
20	4.00	6.88	9.22				

目前市场已出售复合 pH 玻璃电极（将玻璃电极和饱和甘汞电极组合在一起的单一电极体），体积小又不易破，使溶液 pH 测定更为方便。

【仪器和试剂】

1. **仪器** pHS-3TC 型 pH 计，复合 pH 玻璃电极，烧杯等。

2. **试剂** pH 标准缓冲溶液，待测试液，蒸馏水等。

【实验步骤】

1. 在测定溶液 pH 时，将指示电极、参比电极和电源分别插入相应的端口中。将功能开关拨至 pH 挡。

2. 仪器接通电源预热 30 min（预热时间越长越稳定）。

3. 测量溶液温度，确定该温度下的 pH，旋温度补偿按钮至该温度值。

4. 将所有电极插入第一种标准缓冲溶液（25 ℃时的 pH 为 6.86）中，平衡一段时间（主要考虑电极电位的平衡），待读数稳定后，调节定位旋钮，使仪器显示测定温度下该溶液的 pH。

5. 用蒸馏水冲洗电极 6 ～ 8 次，并用吸水纸擦干后，插入第二种标准缓冲溶液（25 ℃时的 pH 为 4.01）中，待读数稳定后，调节斜率旋钮，使仪器显示 4.01。仪器校正完毕。为了保证精度建议以上两个步骤重复 1 ～ 2 次。一旦仪器校正完毕，定位旋钮和斜率旋钮不得有任何变动。

6. 用蒸馏水冲洗电极并用吸水纸擦干后，插入待测溶液中进行测量。

【注意事项】

1. 玻璃电极下端的玻璃球需在蒸馏水中浸泡 24 h 以上，用后亦应浸泡在蒸馏水中备用。

2. 玻璃电极的玻璃球极薄，切记勿与硬物接触，也不得擦拭。用蒸馏水或去离子水冲洗电极时，应当用滤纸吸去玻璃膜上的水分。安装与操作时注意防止碰破玻璃球。

3. 饱和甘汞电极内充液为饱和 KCl 溶液，并应有少许 KCl 结晶存在，注意不要使饱和 KCl 溶液挥干，以防电极损坏；使用时将加液口的小橡皮塞及最下端的橡皮套取下，用完后再套好；内充液中不得有气泡将溶液隔断，如有气泡应轻轻振荡除去。

4. 定位（校准）用的标准缓冲液与待测的 pH 应尽量接近，一般不应相差 3 个 pH 单位，以消除残余液接电位造成的误差。

5. 校准用标准缓冲溶液应与试液温度一致，两者相差不得大于 1 ℃。

6. 在使用过程中，遇到下列情况时仪器必须重新标定：①换用新电极；②定位旋钮或斜率旋钮变动过。

7. 每次换液，应先抬起电极，用蒸馏水洗涤电极并用滤纸拭干后，用新更换的标准缓冲液或供试液洗涤。

8. 为了保证 pH 的测量精度要求，每次使用前必须用标准溶液校正。若待测溶液偏碱性时，应用 pH 6.86 标准缓冲溶液（第一种）和 pH 9.18 标准缓冲溶液（第二种）来校正仪器。

9. pH 计使用完毕后，关闭电源。仪器置于干燥处保存。

10. 邻苯二甲酸氢钾缓冲溶液、磷酸盐缓冲溶液和硼砂缓冲溶液的 pH 随温度不同稍有差异，见表 3-1。

【思考题】

1. 标准缓冲溶液的 pH 受哪些因素的影响？

2. pH 计能否测定有色溶液或浑浊溶液的 pH？

3. 为什么要用与待测溶液 pH 相近的标准缓冲溶液来校准仪器？

实验二　磷酸的电位滴定法

【实验目的】

1. 掌握磷酸电位滴定的操作及确定终点的方法。

2. 掌握测定磷酸电位滴定曲线及磷酸试液浓度的方法。

3. 了解磷酸的离解平衡常数 pK_{a1} 及 pK_{a2} 的测定。

【实验原理】　电位滴定法是以滴定过程中以电池电动势的突变确定滴定终点的方法。磷酸电位滴定是复合 pH 玻璃电极与磷酸溶液组成原电池（图 3-1），用 NaOH 标准溶液进行滴定。随着 NaOH 的加入，磷酸溶液浓度不断变化，根据测量所得的电池电动势（或 pH）即可确定滴定终点。

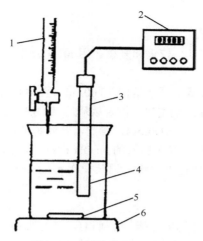

图 3-1 磷酸电位滴定装置

1. 滴定管；2. pH 计；3. 复合 pH 玻璃电极；4. 磷酸溶液；5. 搅拌磁子；6. 电磁搅拌器

以消耗的 NaOH 标准溶液的体积 V（ml）及相应溶液的 pH 绘制 pH-V 滴定曲线（图 3-2），曲线上有两个滴定突跃，第一个突跃 pH 为 4.0～5.0，第二个突跃 pH 为 9.0～10.0。化学计量点可以用作图法求得，如图 3-3 所示，①在滴定曲线两端平坦转折处作平行且与横坐标成 45° 倾斜的切线 a、b；②作 a、b 间距离的等分线 c，c 应与 a、b 平行且交滴定曲线于 O 点，O 点称为拐点。O 点垂直相交于 pH 与 V 坐标处分别得到化学计量点的 pH_e 值和滴定剂体积 V_e。

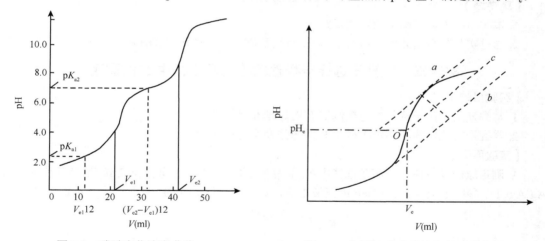

图 3-2 磷酸电位滴定曲线　　　　　图 3-3 作图法求磷酸的化学计量点

电位滴定法绘制的电位滴定曲线不仅可确定化学计量点，计算磷酸溶液的浓度，也可计算出离解平衡常数 K_{a1} 和 K_{a2}。

当 NaOH 标准溶液滴定至生成的 NaH_2PO_4 浓度和剩余的 H_3PO_4 浓度相等时，即第一个半中和点时，$[H_3PO_4]=[H_2PO_4^-]$，$K_{a1}=[H^+]$，溶液中 H^+ 浓度等于 K_{a1}，$pH=pK_{a1}$。

同理，第二个半中和点对应的 pH 为 pK_{a2}。

【仪器和试剂】

1. 仪器 EL20 型 pH 计，复合 pH 玻璃电极，电磁搅拌器，移液管，碱式滴定管，烧杯等。

2. 试剂 NaOH 标准溶液（0.1 mol/L），pH 标准缓冲溶液（pH 4.01，pH 6.86），磷酸溶液（0.1 mol/L），蒸馏水等。

【实验步骤】

1. 正确安装电位滴定装置。

2. 按 pH 计使用方法调零点、校正和复核。用 pH 4.01 和 pH 6.86 的 pH 标准缓冲溶液校准 pH 计。

3. 磷酸的电位滴定：精密量取磷酸溶液 10.00 ml，置 100 ml 烧杯中，加入搅拌磁子，加蒸馏水约 20 ml，插入复合 pH 玻璃电极，测定磷酸溶液（0.1 mol/L）的 pH。开启电磁搅拌器，在不断搅拌下用 NaOH 标准溶液（0.1 mol/L）滴定，开始每加入 2 ml 记录一次 pH 和消耗的滴定剂体积，在接近化学计量点，每次加入的 NaOH 标准溶液的量应逐渐减少。计量点前后，每加入 0.1 ml 或 0.05 ml NaOH 标准溶液，记录一次 pH。继续滴定至过第二个化学计量点结束（pH 约为 11.5）。

4. 数据处理如下。

（1）以 V_{NaOH} 为横坐标，pH 为纵坐标，绘制 pH-V 滴定曲线，用作图法求出化学计量点 pH_e 和相应的 NaOH 标准溶液的体积 V_e，求出磷酸溶液的浓度。

（2）用一阶微分法和二阶微商内插法求出化学计量点时的相应的 V_e，并与（1）比较。

（3）根据 pH-V 滴定曲线，求出磷酸的 pK_{a1}、pK_{a2}，并计算 K_{a1} 和 K_{a2}。

【注意事项】

1. 电极浸入溶液的深度应适宜，搅拌磁子不能碰及电极。

2. 计量点前后应等量小体积加入 NaOH 标准溶液。

3. 应在每次加入 NaOH 标准溶液待搅拌停止后再读取 pH。

【思考题】

1. 本实验中为何有两个滴定突跃？

2. 通过实验与数据处理，为何化学计量点前后滴入的小体积 NaOH 标准溶液以等量为好？

实验三 氟离子选择电极性能检验及水样中 F⁻ 的测定

【实验目的】

1. 掌握使用氟离子选择性电极测定 F⁻ 的原理和测定方法。

2. 掌握用校正曲线法测定水样中 F⁻ 的方法及实验操作。

【实验原理】

1. 测定原理及方法 氟离子选择电极（简称氟电极）是由敏感电极膜（LaF₃ 单晶薄片制成）、Ag-AgCl 内参比电极及 NaCl-NaF 内充液组成，其电极电位（φ）为

$$\varphi = K'' - \frac{2.303RT}{F} \lg a_{F^-}$$

式中，K'' 为电极常数；R 为气体常数，8.314 J/(K·mol)；T 为绝对温度；F 为法拉第常数，96.487 kJ/(V·mol)；a_{F^-} 为氟离子的活度。当 pH 为 5～6 时，a_{F^-} 在 10^{-6}～10^{-1} mol/L 内与 φ 呈线性关系。若控制标准溶液与待测试液离子强度基本一致，就可用 c_{F^-}（氟离子的浓度）代替 a_{F^-}：

$$\varphi = K'' - \frac{2.303RT}{F} \lg c_{F^-} = K' + \frac{2.303RT}{F} pF$$

测定时，氟电极为指示电极连接在 pH 计的"–"极上，饱和甘汞电极作参比电极连接在"+"极上，其电池电动势与 pF 间有如下关系，式中 K 为电极常数：

$$E = \varphi_{(+)} - \varphi_{(-)} = \varphi_甘 - \varphi = \varphi_甘 - \left(K' + \frac{2.303RT}{F} pF \right) = K - \frac{2.303RT}{F} pF$$

本实验采用校正曲线法测定水样中 F⁻ 的浓度，首先配制一系列含氟标准溶液，分别测定相

应的电动势，作 E-pF 校正曲线。然后测定水样的电动势 E_x，从校正曲线上求出 pF_x。测定时，标准溶液剂水样中均应加入"总离子强度调节缓冲液"（TISAB），用以控制溶液的离子强度。

2. F⁻选择电极性及检测原理

（1）转换系数与线性范围：F⁻电位的能斯特（Nernst）方程为

$$\varphi = K' + \frac{2.303RT}{F}pF = K' + S \times pF$$

在一定范围内，φ（或 E）与 pF 呈线性关系（图 3-4 中的 ab 段），具有这种线性关系的 F⁻活（浓）度范围称电极的线性范围。直线 ab 的斜率为转换系数（又称电极的响应斜率）S，其值为 $\Delta\varphi/\Delta pF$ 或（$\Delta E/\Delta pF$），单位为 mV/pF。S 值与理论值（$2.303RT/F$）基本一致时，认为电极具有 Nernst 响应。一般电极的转换系数，要求在 90% 以上方可进行准确测定。

（2）响应时间：在测定条件下，从电极系统接触试液到电极电动势达到稳定值（$\Delta E = \pm 1$ mV 以内）所需的时间。

（3）检测下限：又称检测限，是指氟电极能够检测 F⁻的最低浓度。图 3-4 中，当浓度较低时，电极响应曲线开始弯曲，ab 与 cd 的延长线相交于 o 点，此点对应的 F⁻活（浓）度即为检测下限。

（4）选择性：检测氟电极对 F⁻和共存干扰离子响应程度的差异。

（5）准确度：由电动势测量误差引起分析结果的相对误差，约为 4%。

本实验仅对（1）、（2）、（3）项进行检验。

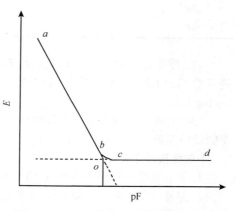

图 3-4　校正曲线及检测下限的确定

【仪器和试剂】

1. 仪器　EL20 型（或其他型号）pH 计，氟电极，饱和甘汞电极，塑料烧杯，聚乙烯瓶，容量瓶，吸量管，电磁搅拌器等。

2. 试剂　氟化钠、硝酸钠、柠檬酸钠、冰醋酸（均为 AR），NaOH 溶液（近饱和），TISAB，蒸馏水等。

【实验步骤】

1. TISAB 的配制　称取硝酸钠 57.80 g 和柠檬酸钠 0.3 g，用蒸馏水溶解后，加冰醋酸 57.0 ml，用蒸馏水稀释至约 500 ml，用 NaOH 溶液调 pH 约为 5.25，用蒸馏水稀释至 1000 ml。

2. 标准溶液系列的配制　称取 120 ℃ 干燥至恒重的氟化钠 4.200 g，用无氟蒸馏水溶解并稀释至 100.0 ml，制成氟化钠储备液（1.000 mol/L），储于聚乙烯瓶中；用该储备液逐一稀释配制成 10^{-1} mol/L、10^{-2} mol/L、10^{-3} mol/L、10^{-4} mol/L、10^{-5} mol/L 的 F⁻溶液；分别取储备液及各浓度 F⁻溶液各 5.00 ml 于 50 ml 容量瓶中，各加 TISAB 25 ml，用蒸馏水稀释至刻度，摇匀，即得 $10^{-6} \sim 10^{-1}$ mol/L 的 F⁻标准溶液系列。

3. 电极安装、pH 计校正　接通 pH 计电源，将测定模式切换为"−mV"挡，安装好氟电极和饱和甘汞电极，按 pH 计使用方法调零、校正。

4. 电极性能检验　取 10^{-6} mol/L 的 F⁻标准溶液 30 ml 于塑料烧杯中，放入磁性搅拌子，插入氟电极和饱和甘汞电极，开启搅拌器，选择合适的量程范围，每隔 1 min 观察并记录一次数值（记录每次时间及对应的电位读数），至电位值达平衡为止。同法由稀至浓分别测出 $10^{-5} \sim 10^{-1}$ mol/L 的 F⁻标准溶液系列的 E 值。

5. 水样氟离子的测定　取水样 10.00 ml 于 50 ml 容量瓶中，加 TISAB 25 ml，用无氟蒸馏水稀释至刻度。量取 30 ml 于干燥的塑料烧杯中，依法测定其 E_x。从 E-pF 曲线上查出 pF_x 值，并换算成水样中含氟量（以 mg/L 表示）。

6. 数据处理

（1）以 pF 为横坐标，测得的 E 值为纵坐标，绘制 E-pF 校正曲线。计算曲线的斜率（即转换系数）、线性范围、电极响应时间及检测限。实验数据及数据处理见表 3-2。

表 3-2　实验数据记录与处理

c_{F^-}（mol/L）	pF	E（mV）	响应时间（min）	转换系数 S（mV/pF）	$\overline{S}$（mV/pF）
10^{-6}					
10^{-5}					
10^{-4}					
10^{-3}					
10^{-2}					
10^{-1}					

（2）根据水样测得的电位值，从 E-pF 曲线上查出其对应的 pF_x，计算出每升水样中 F^- 的毫克数（mg/L），并与国家标准比较（国家饮用水中氟化物标准：标准氟化物含量不得超过 1.0 mg/L）。

（3）求线性回归方程、方程斜率、相关系数，并用回归方程计算水样中 pF_x。与作图法求得的转换系数、F^- 含量进行比较。

【注意事项】

1. 氟电极使用前应在浓度为 10^{-3} mol/L 的氟化钠溶液中浸泡活化 1 h 以上。

2. 测量时应注意按由稀至浓顺序进行，测定样品前先用蒸馏水清洗电极至电位空白。

3. 采用标准加入法时为减小测定误差，加标量应使两次测定电动势差值为 10 ～ 40 mV 为宜。

【思考题】

1. 在氟电极测定 F^- 含量实验中使用的电极是什么电极？

2. 加 TISAB 溶液的意义和作用是什么？

实验四　永停滴定法标定 I_2 溶液

【实验目的】

1. 掌握永停滴定法的操作及原理。

2. 熟悉永停滴定法的实验装置。

3. 掌握永停滴定法确定终点的方法。

【实验原理】　永停滴定法是把两个相同的铂电极插入滴定溶液中，在两个电极间外加一个小电压（10 ～ 200 mV），观察滴定过程中两个电极间的电流变化，根据电流变化的情况来确定终点。

本实验中用 $Na_2S_2O_3$ 滴定 I_2 溶液，滴定反应为

$$I_2 + 2S_2O_3^{2-} \Longleftrightarrow S_4O_6^{2-} + 2I^-$$

其中 I_2/I^- 为可逆电对，$S_4O_6^{2-}/S_2O_3^{2-}$ 为不可逆电对。在溶液中插入两个相同的经活化的铂电极，并在电极间加上微小的电解电压，则在两电极上分别发生氧化和还原反应：

阴极：　　　　　　　　　　　　　　$I_2 + 2e \longrightarrow 2I^-$

阳极：
$$2I^- \longrightarrow I_2 + 2e$$

在回路中有电流流过，电流的大小取决于氧化态物质和还原态物质的多少，如果其中一种物质的量趋近于零，则整个回路中的电流也趋近于零。利用这一性质可以指示滴定的终点。

用 $Na_2S_2O_3$ 标准溶液滴定 I_2 溶液时，在化学计量点前，溶液中有 I_2/I^- 可逆电对存在，所以有电流产生。随着 I_2 的消耗，电流逐渐减小，化学计量点时，电流降至最低点。化学计量点后，由于溶液中只有 $S_4O_6^{2-}/S_2O_3^{2-}$ 及 I^-，无电解发生，所以电流不再变化。

【仪器和试剂】

1. 仪器　ZTX-l 型自动永停滴定仪，铂电极两个（必要时用新鲜配制的含少量 $FeCl_3$ 的 HNO_3 溶液煮沸浸泡 30 min 或用 HNO_3 溶液浸泡，冲洗干净后，灼烧至红热），滴定管等。

2. 试剂　I_2 待标定液（0.005 mol/L），$Na_2S_2O_3$ 标准溶液（0.01 mol/L），KI（AR）等。

【实验步骤】

1. 连接好线路，调节极化电压为 10 ～ 50 mV。

2. 精密量取 5 ml I_2 待标定液，置于 100 ml 烧杯中，加入 0.1 g KI 并稀释至 50 ml。在电磁搅拌下，用 0.01 mol/L $Na_2S_2O_3$ 标准溶液滴定，每加 0.5 ml 记录一次电流的读数，在接近化学计量点时（I_2 溶液颜色变为浅黄色时），每加 0.2 ml 记录一次电流读数，直至其读数不再变化为止。

3. 绘制 I-V 滴定曲线，从曲线中找出化学计量点时消耗的 $Na_2S_2O_3$ 标准溶液体积，求出 I_2 溶液的浓度。

【注意事项】

1. 滴定前，断开线路，调检流计读数为零。

2. 线路连好后，可通过调节极化电压使检流计起始读数在右满度附近，以使量程范围大些，但注意不能超出仪器的读数范围。

3. 滴定完毕，应及时将电键断开，以免仪器损坏。

【思考题】

1. 为什么所用 $Na_2S_2O_3$ 标准溶液的浓度较 I_2 溶液的浓度大？

2. 如何判断该实验的滴定终点？

第二节　紫外-可见分光光度法实验

实验五　邻二氮菲比色法测定铁的条件实验

【实验目的】

1. 掌握分光光度计的正确使用方法。

2. 了解比色法中实验条件的选择。

3. 了解邻二氮菲比色法测定铁的原理与方法。

【实验原理】　邻二氮菲溶液是测量微量铁的一种较好的试剂，它与 Fe^{2+} 生成稳定的橙红色络离子。本法选择性高，相当于含铁量 40 倍的 Sn^{2+}、Al^{3+}、Ca^{2+}、Mg^{2+}、Zn^{2+}，20 倍的 Cr^{3+}、Mn^{2+}、VO_3^-、PO_4^{3-}，5 倍的 Co^{2+}、Cu^{2+} 等均不干扰，所以本法应用很广。

本实验研究 λ_{max} 处显色剂的浓度、有色溶液的稳定性、溶液的酸度、显色物的组成（通常是配合物）等。此外还要研究干扰物质的影响、反应温度、测定范围、方法适用范围等。本实验只作几个基本条件试验，从中学习比色法测定条件的选择。

【仪器和试剂】

1. 仪器　752 型（或其他型号）分光光度计，酸度计或精密 pH 试纸，25 ml 容量瓶，吸量管等。

2. 试剂 NaOH 溶液（1 mol/L），铁标准溶液（10 μg/ml），0.15% 邻二氮菲溶液（新鲜配制），10% 盐酸羟胺溶液（新鲜配制），NaAc 溶液（1 mol/L），蒸馏水等。

【实验步骤】

1. 最佳波长的选择 在 25 ml 容量瓶中，加入铁标准溶液（10 μg/ml）1.50 ml，再加入 10% 盐酸羟胺溶液 2.5 ml，0.15% 邻二氮菲溶液 2.0 ml 和 NaAc 溶液（1 mol/L）2.5 ml，以蒸馏水稀释至刻度，摇匀。取上述配制好的溶液分别在 500 nm、504 nm、506 nm、508 nm、510 nm、512 nm、514 nm、516 nm、520 nm 测定其吸光度，选取吸光度最大时对应的波长为检测波长。

2. 显示剂浓度的影响 取 8 只 25 ml 容量瓶，各加入铁标准溶液（10 μg/ml）1.50 ml、10% 盐酸羟胺溶液 0.5 ml，摇匀，分别加入 0.15% 邻二氮菲溶液 0.00 ml、0.15 ml、0.40 ml、0.50 ml、0.60 ml、0.75 ml、1.00 ml 及 2.00 ml，然后加入 NaAc 溶液（1 mol/L）2.5 ml，加蒸馏水稀释至刻度，摇匀。以不含显色剂的溶液作为空白溶液，用 1 cm 吸收池，在选择的最佳波长下测定各浓度溶液的吸光度。以邻二氮菲溶液体积为横坐标，吸光度为纵坐标，绘制吸光度-显色剂用量曲线，从而确定测定过程中应加入显色剂的体积。

3. 溶液 pH 的影响 取 9 只 25 ml 容量瓶，每只加入铁标准溶液（10 μg/ml）1.50 ml、10% 盐酸羟胺溶液 0.5 ml，摇匀。再加入 0.15% 邻二氮菲溶液 2.0 ml，摇匀，用吸量管分别加入 NaOH 溶液（1 mol/L）0.00 ml、0.10 ml、0.25 ml、0.50 ml、0.55 ml、0.65 ml、0.75 ml、1.00 ml、1.25 ml，加蒸馏水稀释至刻度，摇匀。用酸度计或精密 pH 试纸测定溶液的 pH。然后，用 1 cm 吸收池，以加入铁标准溶液（10 μg/ml）0.00 ml，10% 盐酸羟胺溶液 0.5 ml，摇匀，再加入 0.15% 邻二氮菲溶液 2.0 ml，NaOH 溶液（1 mol/L）0.00 ml 的试剂溶液作为空白溶液，在选定波长下测定吸光度。以 pH 为横坐标，吸光度为纵坐标，绘出吸光度-pH 曲线。找出测定铁的适宜的 pH 范围。

4. 数据处理

（1）记录显色剂的用量与吸光度的关系，绘制相应曲线，并确定实验应选择的显色剂的用量。

（2）记录不同 pH 溶液的吸光度，并绘制相应曲线，从中选择最适宜的 pH 范围。

【注意事项】

1. 遵守平行原则。如配制标准系列溶液时，空白与标准系列溶液按相同的操作步骤进行操作，包括加试剂的量、顺序、时间等应一致。

2. 注意吸收池的配对性。

3. 配制溶液时，必须先加入盐酸羟胺溶液，后加邻二氮菲溶液，顺序不能颠倒。

【思考题】

1. 本实验中，NaOH 溶液需不需要准确配制？需不需要准确加入？为什么？邻二氮菲呢？

2. 实验中，NaAc 的作用是什么？若用 NaOH 代替 NaAc，有什么缺点？

实验六　邻二氮菲比色法测定水中铁的含量

【实验目的】

1. 熟练掌握分光光度计的使用方法。

2. 掌握平行原则的应用。

3. 掌握标准曲线法进行定量测定的方法。

【实验原理】 在上一个实验中，于 λ_{max} 处进行了显色剂用量、有色溶液的稳定性及 pH 的影响等条件实验，从而找出测定铁的最适宜条件。

　　本实验就是在上述条件下测定的水中总铁量。虽然在 pH 2 ～ 9 内,生成的邻二氮菲-Fe^{2+}配位离子的颜色深度与酸度无关，但为了减少其他离子的影响，通常在微酸性（pH ≈ 5）溶液中显色。

【仪器和试剂】

　　1. 仪器　752 型（或其他型号）分光光度计，容量瓶（25 ml），移液管，吸量管等。

　　2. 试剂　铁标准溶液（10 μg/ml），0.15% 邻二氮菲溶液，NaAc 溶液（1 mol/L），10% 盐酸羟胺溶液，水样，蒸馏水等。

【实验步骤】

　　1. 标准曲线的制作　在 6 只 25 ml 容量瓶中,用吸量管分别加入铁标准溶液（10 μg/ml）0.00 ml、0.50 ml、1.00 ml、1.50 ml、2.00 ml、2.50 ml，再分别加入 10% 盐酸羟胺溶液 2.5 ml，0.15% 邻二氮菲溶液 2.0 ml 和 NaAc 溶液（1 mol/L）2.5 ml，以蒸馏水稀释至刻度，摇匀。

　　在所选择的最佳吸收波长处，用 1 cm 吸收池，以上述不加铁标准溶液的溶液为空白，测定各溶液的吸光度。以铁的浓度（c）为横坐标，吸光度（A）为纵坐标，绘制曲线，并计算回归方程和线性相关系数。

　　2. 水样测定　以井水、河水或自来水为样品，准确吸取澄清水样 2.50 ml（或适量），置于 25 ml 容量瓶中，按上述制备标准曲线的方法配制溶液并测定吸光度，根据测得的吸光度代入回归方程求出水中的含铁量。

　　3. 数据处理

　　（1）绘制标准曲线。

　　（2）求出回归方程式及相关系数（r）。

$$A=a+bc \quad （c \text{ 的单位为 μg/ml）}$$

　　（3）根据水样测得的吸光度查得水中含铁量。计算铁离子的含量。

【注意事项】

　　1. 操作上，注意吸收池配对及遵守平行原则（加试剂的量、顺序、时间等应一致）。

　　2. 在测定标准系列各溶液的吸光度时，要从稀溶液至浓溶液进行测定。

　　3. 盛标准溶液及水样的容量瓶应做标记，以免混淆。

【思考题】

　　1. 根据制备标准曲线测得的数据，判断本次实验所得浓度与吸光度间的线性好不好，请分析原因。

　　2. 在测定标准系列各溶液的吸光度时，为什么要按从稀至浓的顺序进行测定？

　　3. 显色反应操作中，加入的各标准溶液与样品的含酸量不同，对显色有无影响？

第三节　荧光分析法实验

实验七　硫酸奎宁的激发光谱与发射光谱的测定

【实验目的】

　　1. 掌握激发光谱和发射光谱的概念及测定方法。

　　2. 熟悉荧光分光光度计的基本原理。

　　3. 了解荧光分光光度计的使用方法。

【实验原理】　硫酸奎宁具有喹啉环结构，能产生较强荧光，故可在荧光分光光度计上测定其激发光谱与发射光谱。将激发荧光的光源用单色器使其分光后，测定每一波长激发光（λ_{ex}）

所发射的荧光强度（F），以 F-λ_{ex} 作图，可得到荧光物质的激发光谱，并可找出其最大激发波长（λ_{ex}^{max}）。若使激发光的波长及强度保持不变，使物质发生的荧光通过单色器色散，然后以荧光强度对其相应的发射波长（λ_{em}）作图，可得到该物质发射光谱及最大发射波长（λ_{em}^{max}）。

【仪器和试剂】

1. 仪器　荧光分光光度计，容量瓶（25 ml），移液管（1 ml）等。

2. 试剂　硫酸奎宁储备液 [0.1 g/100 ml，用 H_2SO_4 溶液（0.05 mol/L）配制]，H_2SO_4 溶液（0.05 mol/L）等。

【实验步骤】

1. 硫酸奎宁标准液的配制　精密吸取硫酸奎宁储备液 0.1 ml 置 25 ml 容量瓶中，用 H_2SO_4 溶液（0.05 mol/L）稀释至刻度，摇匀。

2. 激发光谱的测定　将硫酸奎宁标准液放入吸收池中，固定发射波长于 450 nm 处，选择宽狭缝，将自动扫描开关置激发光扫描挡，拉开光门，描绘 400 ～ 250 nm 内的激发光谱，并找出最大激发波长（λ_{ex}^{max}）。

3. 荧光光谱的测定　固定激发波长于最大激发波长处，选择宽狭缝，将荧光波长置于 500 nm 左右。选择窄狭缝，将自动扫描开关置发射光扫描挡，拉开光门，描绘 500 ～ 250 nm 内的荧光光谱，找出最大发射波长（λ_{em}^{max}）。

【注意事项】

1. 使用前认真学习 F4600 型（或其他型号）荧光分光光度计的操作说明和使用方法。

2. 开机时先开主机总开关，点燃氙灯，再开计算机。

3. 关机时先关氙灯，再关计算机，约 10 min 后再关主机总开关。

【思考题】

1. 简述狭缝的选择对本实验的影响。

2. 试比较激发光谱与发射光谱的区别。

第四节　红外分光光度法实验

实验八　傅里叶变换红外光谱仪的性能检查

【实验目的】

1. 了解傅里叶变换红外光谱仪的工作原理及操作方法。

2. 了解傅里叶变换红外光谱仪的性能指标及检查方法。

【实验原理】　不同类型的红外光谱仪均有一定的性能指标，使用时应注意选择最佳条件，按其说明进行如下性能检查：①分辨率；②波长（或波数）准确度；③波长（或波数）的重复性。对①和②两项性能均可用 0.05 mm 厚的聚苯乙烯薄膜扫描并将图谱与标准图谱对照，对③可将同一样品在不同时间内重复扫描整个红外区。三项性能检查如不符合要求需调试合格后再使用。

【仪器和试剂】

1. 仪器　傅里叶变换红外光谱仪。

2. 试剂　聚苯乙烯薄膜（红外波长标准物质）。

【实验步骤】

1. 仪器参数设置　开启仪器，启动 IRSolution 软件，点击"测量"，显示测量屏幕，在"数据"栏中设置扫描次数为 10，分辨率为 4 cm^{-1}，图谱纵坐标为透过（$T\%$）或吸光度（Abs），扫描范围为 4000 ～ 400 cm^{-1}；"仪器"栏中"光束"选择"内部"，"检测器"选择"标准"，"镜面速度"选择"2.8 mm/s"。

2. 背景扫描　点击"背景"按钮，扫描背景。

3. 样品扫描　在样品室中的样品架上放入聚苯乙烯薄膜，点击"样品"按钮，开始扫描。即可得到聚苯乙烯红外光谱图。

4. 吸收峰波数标注　在界面中，点击右下角的"计算"按钮，激活吸收峰波数标注功能，即可标注出各吸收峰的波数值。

5. 图谱打印　在"文件"下拉菜单中，选择"Print with Form"，选择打印格式，即可打印出聚苯乙烯红外波长标准物质的红外光谱图。

6. 分辨率检查　要求在 $3110 \sim 2850\ cm^{-1}$ 范围内应清晰地分辨出不饱和碳氢与碳氢伸缩振动的 7 个峰。从 $1583\ cm^{-1}$ 最高点至约 $1590\ cm^{-1}$ 最低点的波谷深度的透光率应不小于 12%，从约 $2851\ cm^{-1}$ 最高点至约 $2870\ cm^{-1}$ 最低点的波谷深度的透光率应不小于 18%。

7. 波数准确度　用 $2851\ cm^{-1}$、$1601\ cm^{-1}$、$1028\ cm^{-1}$ 及 $907\ cm^{-1}$ 处的吸收峰对波数进行校正。在 $4000 \sim 400\ cm^{-1}$ 区间，波数精确度应 $< \pm 2\ cm^{-1}$。

【注意事项】

1. 红外光谱仪要求实验室温度要适中，湿度不得超过 60%，实验室应装有除湿机。仪器应放在防震的台子上。

2. 测试样品必须干燥。样品中游离水分的存在不仅干扰试样的吸收谱图，而且会腐蚀仪器的棱镜、窗片、样品池等部件。

3. 红外光谱仪是集光、电和机械于一体联合动作的贵重精密仪器，因此必须按仪器说明书的使用要求和操作规程操作，一旦发现异常，应立即切断电源，遇到故障及时与管理人员联系。

4. 有害、有毒等样品测试完毕后，要进行适当的处理。保持操作台和仪器的卫生，以免污染试剂。

5. 使用聚苯乙烯薄膜做红外波长标准物质时，应注意不要用手触碰透明薄膜，以免影响透光率。

【思考题】

1. 简要说明红外光谱仪的日常维护。

2. 化合物的红外吸收光谱是如何产生的？它能提供哪些信息？

3. 试解析聚苯乙烯的主要吸收峰的归属（图 3-5）。

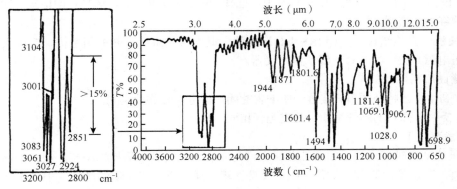

图 3-5　聚苯乙烯红外光谱图

实验九　样品红外吸收光谱的测绘与解析

【实验目的】

1. 学习用溴化钾压片法制作固体试样的方法。

2. 熟悉傅里叶变换红外光谱仪的使用方法。

3. 了解红外光谱鉴定样品的一般过程。

【实验原理】　选择固体样品绘制红外光谱，然后进行光谱解析，查对标准 Sadtler 红外光谱图。

【仪器和试剂】

1. 仪器　傅里叶变换红外光谱仪，玛瑙研钵，压片机，红外干燥灯等。

2. 试剂　干燥试样，KBr 粉末（光谱纯，200 目），液状石蜡等。

【实验步骤】

1. 试样制备

（1）压片法：称取干燥的试样约 1 mg，置于洁净的玛瑙研钵中，加入干燥的 KBr 粉末（200 目）约 200 mg，在红外干燥灯照射下，研磨混匀，然后转移至专用的红外压片模具（Φ13 mm）或微量样品具中铺匀，合上模具置于压片机上，先抽气约 2 min 以除去混在粉末中的湿气和空气，再边抽气边加压至 1.5 ～ 1.8 MPa 2 ～ 5 min。除去真空，取出压成的透明薄片的样品，装入样品架，待测。

（2）糊状法：取少量干燥的试样，置于玛瑙研钵中研细，加入几滴液状石蜡继续研磨至均匀糊状，将糊状物涂于可拆卸液体池的窗片上或空白 KBr 片上，待测。

2. 图谱测定

（1）仪器参数设置：开启仪器，启动 IRSolution 软件，点击"测量"，显示测量屏幕，在"数据"栏中设置扫描次数为 10，分辨率为 4 cm^{-1}，图谱纵坐标为透射率（T%）或吸光度（A），扫描范围为 4000 ～ 400 cm^{-1}；"仪器"栏中"光束"选择"内部"，"检测器"选择"标准"，"镜面速度"选择"2.8 mm/s"。

（2）样品的红外光谱测绘：①背景扫描。②样品扫描：在样品室中的样品架上放入样品，点击"样品"按钮，开始扫描，即可得到样品红外光谱图。

（3）吸收峰波数标注：在界面中，点击右下角的"计算"按钮，激活吸收峰波数标注功能，即可标注出各吸收峰的波数值。

（4）图谱打印：在"文件"下拉菜单中，选择"Print with Form"，选择打印格式，即可打印出物质的红外光谱图。

3. 关机　实验结束，关闭 IRSolution 软件，退出操作系统，并关闭主机、打印机和计算机及稳压电源开关，拉下总电源，盖好仪器。

4. 谱图解析

（1）利用基团特征频率确定分子中的官能团，区分化合物的类别。

（2）提供未知物的精细结构，确定是否相同。

【注意事项】

1. 压片制样时，物料必须磨细并混合均匀，加入到模具中需均匀平整。制得的晶片，若局部发白，表示晶片厚薄不均匀。KBr 极易受潮，样品研磨应在低湿度环境中或在红外干燥灯下进行。

2. 用液体池时，应注意窗片的保护，测定后，用适当的溶液清洗后保存在干燥器中。

3. 在解释红外吸收光谱图时，一般从高波数到低波数依次进行，但不必对光谱图中的每一个吸收峰都进行解释，只需指出各基团的特征吸收即可。

【思考题】

1. 傅里叶变换红外光谱仪是基于什么原理进行分光的？

2. 压片法制样应注意什么？

3. 测定红外吸收光谱时对样品有何要求？

第五节　原子吸收分光光度法实验

实验十　自来水中镁的测定

【实验目的】

1. 掌握原子吸收分光光度法的基本原理。

2. 掌握原子吸收光谱定量分析的基本方法。

3. 学习原子吸收测定中存在的干扰类型及消除方法。

【实验原理】　溶液中的镁元素在原子化器的火焰中形成镁的基态原子蒸气，对由镁空心阴极灯辐射出的波长为 285.2 nm 的特征谱线产生吸收，其吸光度与溶液中镁的浓度成正比：

$$A=Kc$$

在一定的条件下，吸收系数 K 为常数，A 为吸光度，c 为镁的质量浓度。

利用上式可以在原子吸收光谱仪上测得镁标准系列的相应吸光度，做出标准曲线。然后用在同样条件下测得的样品溶液的吸光度，在标准曲线上查出对应的镁含量，进而计算出样品溶液中镁的质量浓度。

自来水中共存的其他离子会干扰对镁的测定，使得结果偏低，可以加入锶离子作为干扰抑制剂。

标准加入回收法是评价分析方案的可靠性和分析方法的准确度的常用方法之一。它是在样品中加入一定量的待测组分的标准物质，测定其回收率，根据回收率的大小来确定方法的准确度。

计算式为

$$加标回收率 = \frac{加标试样测定值 - 试样测定值}{加标值} \times 100\%$$

一般来说，回收率越接近 100%，测定的准确度越高。通常加入的标准物质的量宜与样品中原有的待测物质的量大数相当，二者相差太大会影响回收。

【仪器和试剂】

1. **仪器**　WYX-402 原子吸收分光光度计，镁空心阴极灯，乙炔钢瓶，无油空气压缩机；容量瓶（100 ml，50 ml），吸量管，洗瓶。

2. **试剂**　镁标准工作溶液：溶解 1.000 g 纯金属镁于少量 1∶1 HCl 溶液中，然后用 1% (V/V) HCl 溶液稀释至 1000 ml 即为镁标准储备液，其质量浓度为 1.00 mg/ml。临用时将镁标准储备稀释成质量浓度为 5.00 μg/ml 的镁标准工作溶液。锶溶液：称取 30.4 g $SrCl_2 \cdot 6H_2O$ 溶于纯化水，稀释至 1000 ml，其中锶的质量浓度为 10.0 mg/ml。

【实验步骤】　按照仪器操作程序操作。选波长为 285.2 nm，狭缝宽度为 0.1 mm (W=0.2 nm)，灯电流适当。调好仪器，点燃空气-乙炔焰。

1. **操作条件的选择**

（1）燃气和助燃气比例的选择。吸取 4.00 ml 镁标准工作溶液（5.00 μg/ml）于 100 ml 容量瓶中，加锶溶液 3 ml，用纯化水稀释至刻度，摇匀。

测定前调好空气压力（0.2 MPa），将流量调至最大，使雾化器处于最佳状态，固定乙炔压力为 0.05 MPa，改变乙炔流量，用纯化水调零，测上述溶液的吸光度。记录各种气体的压力、流量和相应吸光度值，从记录结果中选择出稳定性好、吸光度值大所对应的乙炔和空气的压力、流量作为以后测定的燃助比条件。

（2）燃烧器高度的选择。在上述燃助比条件下，改变燃烧器高度，用纯化水喷雾调零，测定上述镁标准工作溶液的吸光度。记录不同燃烧器高度时的吸光度值，选择稳定性好、吸光度大的高度作为测定的燃烧器高度条件。

注意：在选燃烧器高度前，可以仔细调整燃烧器角度。一般要求光辐射正好平行地穿过火焰，这时吸收光程最长，吸光度值最大。调整时先用纯化水喷雾调零，然后用上述溶液喷雾，一边轻微转动燃烧器角度，一边观察吸光度值的变化，当吸光度达最大值时为止。在某些情况下，如测定吸光度很高的溶液时，也可以将燃烧器转动一微小角度，使吸收光程变短，吸光度值减小。

2. 锶溶液加入量的选择 取 6 份 1.00 ml 自来水，分别放入 6 只 50 ml 容量瓶中，编号，并按下述体积加锶溶液：0.00 ml、0.50 ml、1.00 ml、1.50 ml、2.00 ml、4.00 ml。用纯化水稀释至刻度，摇匀。在上述操作条件下，用纯化水调零，依次测定各瓶水样的吸光度。选择吸光度大的溶液的加锶量作为抑制干扰的最佳锶溶液的加入量。

3. 标准曲线的绘制和自来水样的测定 取 8 只 50 ml 容量瓶，编号。在前 6 瓶中分别加入 0.00 μg、5.00 μg、10.00 μg、15.00 μg、25.00 μg、40.00 μg 镁标准工作溶液，后两瓶中加入准确吸取的自来水样 1.00 ml。然后向每瓶中加入选定的最佳锶液量，用纯化水稀释至刻度，摇匀。在选定的操作条件下，用纯化水调零，依次测定各瓶溶液的吸光度。用前 6 瓶测得的吸光度值与其对应的镁含量（μg）作图，得到标准曲线。

用后两瓶测得的吸光度的平均值从标准曲线上查出对应的镁含量 m（μg），再由水样的体积 V（ml）计算出镁的质量浓度 c：

$$c = \frac{m}{V}（μg/ml）$$

4. 加标回收率的测定 平行准确吸取自来水样 1.00 ml 两份，分别放入 50 ml 容量瓶中，再加入 2.00 ml 镁标准工作溶液及最佳量的锶溶液，稀释至刻度，摇匀。用纯化水调零，测出其吸光度，并在标准曲线上查出对应的镁含量。

$$加标回收率 = \frac{加标水样镁含量 - 水样镁含量}{加入的镁量} \times 100\%$$

取加标回收率的平均值作为评价分析方法准确度的依据。

【注意事项】

1. 单色光束仪器一般预热 10 ～ 30 min。

2. 点燃火焰时，应先开空气，后开乙炔。熄灭火焰时，先关乙炔后关空气，并检查乙炔钢瓶总开关关闭后指针是否回零，否则表示未关紧。

3. 因待测元素含量很低，测定中要防止污染、挥发和吸附损失。

【思考题】

1. 原子吸收光谱法与可见分光光度法有何异同？怎样选择原子吸收分析的操作条件？

2. 原子吸收分析哪些干扰？本实验主要为哪种干扰？如何消除？

3. 原子吸收分光光度法测定不同元素时，对光源有何要求？

第六节 磁共振波谱法实验

实验十一 磁共振波谱仪的性能检查

【实验目的】

1. 了解磁共振波谱仪的基本性能。

2. 了解磁共振波谱仪的主要性能指标及其测试方法。

【实验原理】

磁共振波谱仪的主要性能指标包括峰型、灵敏度、分辨率。峰形是考察仪器磁场高阶均匀度的指标。灵敏度是仪器能够检测微弱信号的能力，用信噪比 S/N 表示。分辨率表示磁共振波谱仪将相距很近的峰分开来的能力。

【仪器和试剂】

1. **仪器** Bruker ARX-300 型（或其他型号）超导磁共振仪。

2. **试剂** 三氯甲烷丙酮-d_6 溶液（10%，V/V）；乙基苯三氯甲烷溶液（0.1%，V/V）；二氯苯的氘代丙酮溶液（15%）。

【实验步骤】

1. **峰形测定** 三氯甲烷丙酮-d_6 溶液图谱见图 3-6。分别测量三氯甲烷 ^1H 共振峰高 0.55% 和 0.11% 处的峰宽，其比值应小于或等于规定的值 8/14；峰的形状应左右对称。

2. **灵敏度测定** 绘制乙基苯三氯甲烷溶液图谱见图 3-7。选取 2.8 ppm（1 ppm=10^{-6}）至 7.0 ppm 中一段（2 ppm）噪声放大。结果判别：以亚甲基四重峰的强度确定信噪比，四重峰中间两峰的裂分应低于峰高的 15%。

本仪器出厂标示值为 100:1，测试值为 112:1。

3. **分辨率测定** 绘制二氯苯的氘代丙酮溶液（ODCB）图谱见图 3-8。结果判别：测量从左数第 2 个峰的半高宽，应不大于规定的值 0.2 Hz，如果第 1 个峰与第 2 个峰没有完全分开，则用其他比较小的信号测量分辨率。

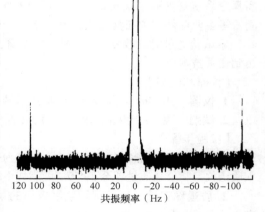

图 3-6 峰形考察图谱

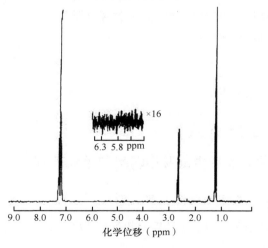

图 3-7 灵敏度考察图谱

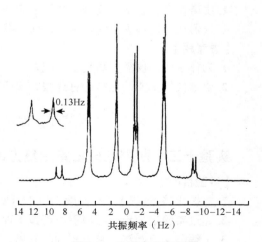

图 3-8 分辨率考察图谱

【思考题】

1. 磁共振波谱仪的灵敏度和分辨率的表示方法是什么？

2. 400 Mz、600 Mz 磁共振仪的分辨率和灵敏度各为多少？

第七节　质谱法实验

实验十二　质谱仪的性能检查

【实验目的】

1. 了解质谱仪的基本性能。

2. 了解质谱仪的分辨率和灵敏度的测定方法。

【实验原理】　质谱仪的主要性能指标有质量测量范围、分辨率、灵敏度等。灵敏度是仪器记录所产生的峰信号强度与所用量关系的度量，能反映仪器检测弱信号的能力，常用 S/N 表示。质量稳定性是指质谱仪在一定时间内（4 h 或 8 h），对同一试样中某质核比离子所测得的质量数（amu）随时间发生的变动量（又称漂移量），显然，其漂移量越小，质量稳定性越高。高真空系统是使质谱仪正常工作的保障系统。质谱仪的进样系统、离子源、质量分析器、检测器等主要部件均须在真空状态下工作。

本试验通过对灵敏度、质量稳定性及真空度等性能的检查，可了解仪器上述性能指标是否达到相关技术要求。

【仪器和试剂】

1. 仪器　HP5988A 四极杆（或其他型号）质谱仪。

2. 试剂　硬脂酸甲酯（AR），全氟煤油（标准试样）。

【实验步骤】

1. 灵敏度　在额定分辨率下（分辨率为 1000），采用直接进样方式把 50 μg 硬脂酸甲酯送入质谱仪，将仪器质量调至 298.0（硬脂酸甲酯分子量），质谱仪的灵敏度应大于 7×10^{-11} C/μg。

2. 质量稳定性　标准试样全氟煤油的某质核比离子，在仪器工作 4 h 以后，其漂移量应在 0.5 amu 以内。

3. 真空度　由高真空油扩散泵或涡轮分子泵，机械旋转前级组成的差动抽气真空系统，其真空度应达到 $10^{-7} \sim 10^{-5}$ Torr（1 Torr=$1.333\,22 \times 10^2$ Pa）。

【注意事项】

1. 质谱仪属大型精密仪器，实验中应严格按操作规程进行操作，以防损坏仪器。

2. 仪器在未达到规定的真空度之前，禁止开机进行操作。

【思考题】

1. 为什么质谱仪需要高真空系统？

2. 质谱仪的主要性能指标有哪些？说明其在质谱分析中的意义。

第八节　色谱分析法

实验十三　薄层色谱法鉴定复方磺胺甲噁唑片中磺胺甲噁唑和甲氧苄啶

【实验目的】

1. 掌握比移值（R_f）及分离度（R）的计算方法。

2. 通过实验进一步理解薄层色谱技术理论，熟悉掌握薄层色谱板的制备和使用方法。

3. 了解薄层色谱法在复方制剂的分离、鉴定中的应用。

【实验原理】　薄层色谱（TLC）是一种用于分离混合物的色谱技术。基质一般为玻璃、塑料或铝箔。在基质上涂覆一层硅胶、氧化铝或纤维素等吸附材料即为固定相。供试品溶液点样于薄层板上，经单溶剂或混合溶剂流动相展开。由于不同组分的不同性能，可实现分离，然后与适宜的对照品按同法所得的色谱图所对比，用于药品的鉴别与杂质检查。

复方磺胺甲噁唑片为复方制剂，含磺胺甲噁唑（SMZ）和甲氧苄啶（TMP）成分，可在硅胶 GF_{254} 荧光板上，用三氯甲烷-甲醇-二甲基甲酰胺（20：2：1）为展开剂，利用硅胶对 SMZ 和 TMP 的不同吸附能力，展开剂对两者具有不同的溶解能力而达到分离。利用 SMZ 和 TMP 在荧光板上产生的暗斑，与同板上的对照品比较进行鉴别，并计算在实验条件下的分离度 R。

$$R = \frac{相邻色斑中心间的距离}{(W_1 + W_2)/2} \times 100\%$$

式中，W_1 和 W_2 分别为两色斑的纵向直径（cm）。

【仪器和试剂】

1. 仪器　展开缸（适合薄层板大小的玻璃缸，并带有磨砂玻璃盖），玻璃板，紫外分析仪，烘箱，平头微量注射器（或毛细管），乳钵，牛角匙。

2. 试剂　SMZ、TMP 对照品：分别取 SMZ 0.2 g、TMP 40 g，各加甲醇 10 ml 溶解，作对照品溶液。样品：取复方磺胺甲噁唑细粉适量（约相当于 SMZ 0.2 g），加甲醇 10 ml，振摇，过滤，取续滤液作为供试品溶液。展开剂为三氯甲烷-甲醇-二甲基甲酰胺=20：2：1。吸附剂为硅胶 GF_{254}；羧甲基纤维素钠（CMC-Na）溶液浓度为 0.5%。

【实验步骤】

1. 薄层板的制备

（1）玻璃板：除另有规定外，玻璃板要求光滑、平整，洗净后不附水珠，晾干。玻璃板大小有各种规格，一般有 20 cm×20 cm、20 cm×10 cm、20 cm×5 cm，也有更小的，可根据需要自行设计。宽度要求至少能点开两三个样品，每两点之间相隔至少 1.5 cm，玻璃板长度一般要满足展开 10 cm 的距离。点样的起点应距底边至少 1.5 cm 的距离。

（2）吸附剂：应用最广泛的为硅胶和氧化铝，市场上有专供薄层色谱用的吸附剂，规格分不含黏合剂的硅胶 H、氧化铝 H 和含有黏合剂熟石膏的硅胶 G、氧化铝 G，氧化铝分中性、酸性、碱性三种。吸附剂的粒度范围最好为 180～200 目，太小了流速慢，太大则影响分离效果。如不合要求，应过筛。

（3）薄层板的涂布：除另有规定外，将 1 份固定相和 3 份水（或 CMC-Na 溶液）在研钵中按同一方向研磨混合，去除表面的气泡后，在玻璃板上均匀涂布。薄层涂布，一般可分为无黏合剂和含黏合剂两者，前者系将固定相直接涂布于玻璃板上，后者系在固定相中加入一定量的黏合剂，一般常用 10%～15% 煅石膏（$CaSO_4 \cdot 2H_2O$ 在 140 ℃加热 4 h），混匀后加适量水适量使用，或用 CMC-Na 溶液（0.2%～0.5%）适量调成糊状，均匀涂布于玻璃板上。涂成之后先把玻璃板烘烤箱 110 ℃加热 30 min 进行活化，储于干燥器内冷却后备用。

2. 薄层板的使用

（1）点样：用点样器点样于薄层板上，一般为圆点，点样基线距底边 2.0 cm，样点直径为 2～4 mm，点间距离可视斑点扩散情况以不影响检出为宜，一般为 1.0～2.0 cm。点样时必须注意勿损伤薄层板表面。

（2）展开：一般将薄层板斜置于展开容器内，密闭。先不使溶剂浸湿薄层板，饱和 10～15 min 后再进行展开，展开剂沿着薄层板向上移动。对加黏合剂的涂板可以近于垂直的状态进行展开，而对未加黏合剂的薄层板则必须以倾斜状态（15° 角）进行展开。采用较大的玻璃缸和玻璃板时，在缸内沿周围缸壁衬一层预先浸有溶剂的滤纸，以便缸内展开剂易达到饱和，防止边缘效应（即两边缘的点展开速度较快）和同一物质 R_f 值不一致现象。

将点好对照品和供试品的薄层板放入展开缸中，进入展开剂的深度为薄层板底边 0.5 ～ 1.0 cm（切勿将样品点进展开剂中），密封顶盖，待展开至适宜的展距（如 20 cm 的薄层板展距为 10 ～ 15 cm；10 cm 的薄层板展距为 5 cm 左右），取出薄层板，晾干。

（3）显色：薄层展开后，晾干。如含黏合剂，即可直接喷显色剂，使之显色，有的还需经紫外线（254 nm）照射后方能显色；对不含黏合剂的薄板，在喷显色剂时应尽量远离薄层板，否则会连吸附剂一起吹掉，应予以注意。

3. 样品分析

（1）吸取对照品和供试品两种溶液各 5 μl，分别点于同一硅胶 GF_{254} 薄层板上，以三氯甲烷：甲醇：二甲基甲酰胺（20：2：1）为展开剂，展开，晾干，置紫外光灯（254 nm）下检视。供试品溶液所显两种成分的主斑点的颜色与位置应与对照溶液的主斑点相同。

（2）R_f 的测定：R_f 系指从基线至展开斑点中心的距离与从基线至展开剂前沿的距离之比。鉴别时，可用供试品溶液主斑点与对照品溶液主斑点的 R_f 进行比较，或用 R_f 来说明主斑点或杂质斑点的位置。除另有规定外，R_f 应在 0.2 ～ 0.8。

【注意事项】

1. 硅胶加蒸馏水搅拌要缓慢，勿使产生气泡，倒到玻璃板上要迅速铺平。

2. 点样前，先用铅笔在层析上距末端 1 cm 处轻轻画一横线，然后用毛细管吸取样液在横线上轻轻点样，如果要重新点样，一定要等前一次点样残余的溶剂挥发后再点样，以免点样斑点过大。

3. 展开剂一般为两种以上互溶的有机溶剂，并且临用时新配为宜。

4. 薄层板点样后，应待溶剂挥发完，再放入展开缸中展开。

【思考题】

1. 点样及展开过程中有哪些注意事项？

2. 如何选择薄层色谱的固定相与流动相？

3. 展开时，若展开缸盖不严密，对薄层分离有无影响？为什么？

实验十四　气相色谱仪的性能检查及常用定性参数的测定

【实验目的】

1. 掌握气相色谱仪的一般使用方法。

2. 掌握常用气相色谱定性参数的测定方法。

3. 了解气相色谱仪的结构、气路系统。

4. 了解氢火焰离子化检测器的灵敏度及检测限的测定方法。

【实验原理】 气相色谱仪的主要部件包括：气路系统、进样气化系统、色谱柱、检测器、记录仪及温控系统等。要使色谱仪保持良好的工作状态，就要求气路系统密闭良好，载气流速、流量稳定；温控系统恒温精度高；检测的灵敏度高，噪声低等。本实验主要介绍氢火焰离子化检测器（FID）的灵敏度及检测限的测定方法。FID 是一种高灵敏度检测器，对有机物的检测可达 10^{-12} g/s。其灵敏度 S 可按下式计算：

$$S = \frac{A \times R \times 10^{-9}}{W} \, (mV \cdot s / g)$$

式中，A 为色谱峰的积分面积；R 为 Range 的缩写，是设置的参数，即灵敏度降低倍数；W 为样品进样量（μg）。

对于 FID 检测器，灵敏度越高噪声越大，故使用灵敏度不能全面衡量检测器性能的好坏，更好地评价高灵敏度检测器性能的指标为检测限（敏感度）D。其计算公式为

$$D = \frac{2N}{S} (\text{g}/\text{s})$$

式中，N 为噪声；S 为灵敏度。检测限越小，检测器的性能越好。

常用于气相色谱定性鉴别的参数主要有绝对保留值（保留时间、保留体积）、相对保留值（$r_{i,s}$）、保留指数 I（Kovats 指数）等。其中，绝对保留值受实验条件的影响较大，只有当实验条件（如柱温、柱压、载气流速、进样量、色谱柱性质及柱填充情况等）严格控制不变时，其值才能保持恒定，因此采用绝对保留值进行定性鉴别的可信度较低。而调整保留时间（t'_R）反映了组分与固定相之间的作用，与组分的性质密切相关，仍常作为色谱定性参数；相对保留值、保留指数均是衡量组分相对保留能力的参数，它们仅与固定相的性质及柱温有关，而与其他实验条件无关。保留指数把组分保留行为换算成相当于正构烷烃的保留行为，人为规定正己烷、正庚烷、正辛烷的保留指数分别为 600、700 及 800，其他类推。其准确度和重现性都较好，误差 < 1.0%，因此已成为重要的色谱定性指标。常用色谱定性参数的计算公式如下：

调整保留时间 $\qquad\qquad\qquad t'_R = t_R - t_0$

相对保留值 $\qquad\qquad\qquad r_{i,s} = t'_{R(i)}/t'_{(s)}$

保留指数 $\qquad\qquad I_i = 100 \left[Z + n \dfrac{\lg t'_{R(i)} - \lg t'_{R(Z)}}{\lg t'_{R(Z+n)} - \lg t'_{R(Z)}} \right]$

式中，t_R 为保留时间；t_0 为死时间；t'_R 为调整保留时间；i 为待测物；Z 和 $Z+n$ 分别为目标化合物（i）流出前后的正构烷烃所含碳原子的数目，一般 Z 大于 4；$t'_{R(i)}$，$t'_{R(Z)}$，$t'_{R(Z+n)}$ 分别代表组分 i 及碳原子数为 Z，$Z+n$ 正构烷的调整保留时间，且 $t'_{R(Z)} < t'_{R(i)} < t'_{R(Z+n)}$。

【仪器和试剂】

1. 仪器 岛津 GC-2010 型气相色谱仪，GCsolution 软件处理系统，微量注射器（10 μl）等。

2. 试剂 联苯的正己烷（或环己烷）溶液（1.0 μg/ml），0.05% 苯-甲苯（1∶1）的二硫化碳溶液，正戊烷，正庚烷，正辛烷及未知正构饱和烷烃等。

【实验步骤】

1. FID 检测器的灵敏度和检测限的测定

（1）实验条件：色谱柱为 SE-30（5%），2 m×3 mm I.D；柱温 140 ℃；气化室温度为 150 ℃；检测室温度。载气：N_2，流速为 60 ml/min；H_2 流速为 50 ml/min；空气流速为 500 ml/min。

（2）进样：联苯的正己烷（或环己烷）溶液（1.0 μg/ml）进样 5 μl，记录色谱图。

（3）计算：根据峰面积计算 FID 的灵敏度、检测限。

将有关数据代入灵敏度计算公式，要求 $S \geqslant 1.4 \times 10^{-2}$（A·s/g）。

2. 仪器的定性与定量重复性检查

（1）实验条件：柱温为 80 ℃。气化室温度为 120 ℃。检测室温度：120 ℃。载气：N_2 流速为 40 ml/min；H_2 流速为 50 ml/min；空气流速为 500 ml/min。

（2）进样：0.05% 苯-甲苯（1∶1）的二硫化碳溶液，进样 0.2～0.7 μl，连续进样 5 次，按下式计算定性与定量重复性。

$$Q = \frac{|\bar{x} - x_i|}{\bar{x}} \times 100\%$$

式中，Q 为最大相对偏差；$\bar{x}$ 为 5 次进样测得的平均值；x_i 为与 $\bar{x}$ 偏离最大的某测量值；$\bar{x} - x_i$ 为最大偏差。

定性：x 为保留时间之差 $t_{R_2}-t_{R_1}$。

定量：x 为峰高比 h_1/h_2。

（3）数据记录与处理（表 3-3）

表 3-3 气相色谱仪定性与定量重复性检查数据记录与处理

	t_{R_1}（min）	t_{R_2}（min）	$t_{R_2}-t_{R_1}$（min）	h_1（cm）	h_2（cm）	h_1/h_2
1						
2						
3						
4						
5						
$\bar{x}$						

注：1. 苯；2. 甲苯

3. 常用气相色谱定性参数的测定

（1）样品的制备：取洁净干燥的青霉素小瓶，准确称定其质量，加入 10 滴正戊烷，再准确称定其质量，记录加入正戊烷的量；以同法，再分别加约 10 滴正庚烷、正辛烷及未知样品，并记录正庚烷、正辛烷及样品的质量。盖上胶盖，混匀，备用。

（2）实验条件：固定相为 15% 邻苯二甲酸二壬酯（DNP）。载体为 102 白色载体。柱长：2 m。柱温：80 ℃。气化室温度：130 ℃。检测器：热导池检测器（TCD）。载气：H_2 流速 30 ～ 40 ml/min。进样量：2 μl。

（3）样品测定：在上述实验条件下，进样 2 μl，重复进样 3 次，记录色谱图，各组分按沸点高低流出。

（4）计算各组分的调整保留时间、以正戊烷为参比的相对保留值和未知物的保留指数，根据保留指数值确定未知物为何物（表 3-4）。

表 3-4 常用气相色谱定性参数测定的数据记录与处理

参数	空气	正戊烷	正庚烷	正辛烷	未知物
沸点（℃）		36.2	98	114	
t_R					
t'_R	—				
$r_{i,正戊烷}$	—	1.00			
I_x	—	500	700	800	

【注意事项】

1. 开机前检查气路系统是否漏气，检查进样室硅橡胶密封垫圈是否需要更换。

2. 开机时，要先通载气后通电，关机时要先断电源后停气。

3. 柱温、气化室和检测器的温度可根据样品性质确定。一般气化室温度比样品组分中最高的沸点再高 30 ～ 50 ℃ 即可，检测器温度高于柱温。

4. 定量吸取试样，注射器中不应有气泡。

5. 定性参数测定过程中，应保持实验条件恒定，进样量在线性范围内。

【思考题】

1. 选择柱温的原则是什么？为什么检测器温度必须大于柱温？

2. 为什么检测限衡量检测器的性能比灵敏度好？

3. 为什么用相对保留值和保留指数定性比用绝对保留值定性可信度高？

实验十五 归一化法测定烷烃混合物

【实验目的】 掌握用归一化法的原理和方法。

【实验原理】 在气相色谱中，由于组分的量与其峰面积成正比，因此可用归一化法对各组分进行定量。

$$c_i = \frac{A_i f_i}{A_1 f_1 + A_2 f_2 + \cdots + A_n f_n} \times 100\%$$

式中，A 为峰面积，f 为校正因子。

若试样中各组分校正因子相近，可将校正因子消去，直接用峰面积归一化法进行计算：

$$c_i = \frac{A_i}{A_1 + A_2 + \cdots + A_n} \times 100\%$$

归一化法是一种常用的简便、准确的定量方法，其定量结果与进样重复性无关，操作条件略有变化时对结果影响较小。使用这种方法的条件：试样中的所有组分在一个分析周期内都流出色谱柱，且检验器对他们都产生信号。

【仪器和试剂】

1. 仪器 岛津 GC-2010（或其他型号）气相色谱仪，GCsolution 色谱软件，微量注射器（10 μl）等。

2. 试剂 正戊烷、正己烷、正庚烷、正辛烷等。

【实验步骤】

1. 试样的准备 取一洁净干燥的青霉素小瓶，准确称其重量，加入约 10 滴的正戊烷，再准确称其质量，记录加入正戊烷的量；同法再分别加入约 10 滴的正己烷、正庚烷、正辛烷，并记录重量。盖上胶盖，混匀，备用。

2. 实验条件 固定相：15% 邻甲苯二甲酸二壬酯（DNP）。载体：102 白色载体。柱长：2 m。柱温：80 ℃。气化室温度：130 ℃。检测器：热导池检测器（TCD）。载气：H_2 流速 30 ~ 40 ml/min。进样量：2 μl。

3. 试样的测定 在上述实验条件下，进样 2.0 μl，记录色谱图，根据各组分的峰面积用归一化法计算各组分的含量（进样 3 次取平均值）。

【注意事项】 岛津 GC-2010 气相色谱仪的操作和微量注射器的使用见"实验十四气相色谱仪的性能检查及常用定性参数的测定"。

【思考题】

1. 用归一化法定量有什么优点和局限？

2. 采用归一化法进行分析时对检测样品有何要求？

实验十六 气相色谱法分离检测烷烃化合物

【实验目的】

1. 掌握正构烷烃混合物中各组分的分离与检测方法。

2. 掌握通过气相色谱识别同系物中未知物的方法。

【实验原理】 气相色谱法（GC）是将样品气化后在色谱柱中实现分离，从而完成混合物中化合物的分析与检测。气相色谱法一般要求加热温度为 100 ~ 400 ℃，应用范围涉及石化产品、溶剂、易挥发的产品、农药和除草剂残留物、油漆及聚合物的高温分解后的产物。

【仪器和试剂】

1. 仪器　岛津 GC-2010（或其他型号）气相色谱仪（配备 FID 检测器及温度控制程序），GCsolution 色谱软件，微量注射器（10 μl），Apiezon-L 填充柱（2 m）等。

2. 试剂　正辛烷，正癸烷，正十二烷（HPLC 级）；未知的正构烷烃的混合物，乙醚（GR）等。

【实验步骤】

1. 混合对照品的制备　准确称取 0.02 g 正辛烷、0.03 g 正癸烷和 0.04 g 正十二烷，用乙醚稀释 20 倍，混匀。

2. 实验条件　将气化室温度设定在 120 ～ 130 ℃，载气（N₂）流速约为 25 ml/min。当柱温稳定后，将混合对照品进样分析。

3. 试样的测定　在上述实验条件下，对未知样品进样分析。

4. 如果仪器有温度程序，设置起始温度为 110 ℃，并使柱温保持稳定，设置一定的升温速度，待温度增加至 170 ℃时，对混合正构烷烃样品进样分析。

5. 记录对照品及样品中各待测物的保留时间（t_R）和进样体积（V_R）。

6. 以 lnt_R 为纵坐标，烷烃的碳原子数为横坐标，绘制 lnt_R 与正构烷烃中碳原子数的关系曲线，并推导出未知正构烷烃的碳原子数。

7. 根据三种正构烷烃的实验结果计算柱效（n）。计算公式如下所示：

$$n = 5.54 \times \left(\frac{t_R}{W_{1/2}} \right)^2$$

式中，$W_{1/2}$ 是半峰宽；t_R 为保留时间。

塔板数（H）可以由 $H = L/n$ 计算得出，其中 L 为柱长。

8. 测量三种正构烷烃的峰面积，并通过内标归一化法计算每种成分的含量，即每种成分的峰面积占总峰面积的百分数。

【注意事项】

1. 注意指导学生使用微量注射器，排除气泡。

2. 为避免色谱峰的重叠，应使前一样品全部洗脱后再进样。

3. 因为有些比较陈旧的仪器没有温度程序，因此步骤 4 是选做项。

【思考题】

1. 气相色谱中，影响出峰顺序的主要因素是什么？

2. 试述几种峰面积的计算方法，并比较哪种方法最好，为什么？

3. 比较等温与程序升温的优缺点。

实验十七　苯、甲苯和二甲苯的分离与鉴定

【实验目的】

1. 掌握用已知物对照法定性的原理和方法。

2. 熟悉色谱系统适用性试验的方法。

【实验原理】　在气相色谱中，已知物对照法是一种常用的定性鉴别的方法。它是根据同一物质在同一色谱柱和相同操作条件下保留值相同的原理进行定性。方法是在相同的实验条件下，分别测出已知对照物与试样的色谱图，将待鉴定组分的保留值与对照品的保留值进行比较定性；或将适量已知物加入试样中，对比加入前后的色谱图，若加入后待鉴别组分的色谱峰相对增高，则可初步判别两者为同一物质。该法适用于鉴别范围已知的未知物。

采用色谱法测定药物含量或鉴别药物时，须对仪器进行色谱系统适用性试验，即用规定的对照品对仪器进行试验和调整，使其达到药品标准规定的理论塔板数、分离度和不对称因子。

重复性或分离度若不符合要求，则应通过测定改变色谱柱的某些条件（如柱长、载体性能，色谱柱填充等）或改变分离条件（如柱温、载气流速、固定液用量，进样量等）来加以改进，使其达到有关要求。

（1）理论塔板数（n）：
$$n = 5.54 \times \left(\frac{t_R}{W_{1/2}} \right)^2$$

式中，t_R 为保留时间，$W_{1/2}$ 为半峰宽。

若理论塔板数 n 未达到规定的最小值要求，则应进行有关实验条件的调整。

（2）分离度（R）：
$$R = \frac{2 \left(t_{R_2} - t_{R_1} \right)}{W_2 + W_1}$$

式中，W 为峰宽。

2020 年版《中华人民共和国药典》（以下简称《中国药典》）规定，为了获得较好的精密度与准确度，应使分离度 $R \geqslant 1.5$，若未达到要求，应进行有关试验条件的调整。

（3）对称因子（f_s）：
$$f_s = W_{0.05h} / 2d_1$$

式中，$W_{0.05h}$ 为 5% 峰高处的峰宽，d_1 值为峰顶点至峰前沿的距离。

《中国药典》规定，若以峰高法测定时，f_s 应在 0.95 ～ 1.05。若未达到要求，应进行有关实验条件的调整。

【仪器和试剂】

1. 仪器 岛津 GC-2010（或其他型号）气相色谱仪，GCsolution 色谱软件，微量注射器（10 μl）等。

2. 试剂 苯、甲苯、二甲苯对照液及含有三组分的混合试样液等。

【实验步骤】

1. 实验条件 色谱柱：2 m×4 mm 15% DNP 柱，上试 102 载体（80 ～ 120 目）；柱温：100 ℃。检测器：FID 温度 150 ℃。气化室温度：150 ℃。载气：N_2 流速为 30 ml/min；H_2 流速为 40 ml/min；空气流速为 500 ml/min。进样量：0.5 μl。

2. 分离与鉴定 在上述实验条件下，分别取苯、甲苯、二甲苯对照液及试样液各 0.5 μl 进样（3 次进样取平均值），记录各组分峰的保留时间，与对照组分的保留时间比较，鉴定样品色谱图中各峰的归属。

3. 参数计算 测量试样色谱图中各组分的峰高（h）、峰宽（W）、半峰宽（$W_{1/2}$）、0.05 倍峰高处的峰宽（$W_{0.05h}$）和 A 值（0.05 h 处峰前沿至峰极值的距离），以苯峰计算色谱柱的理论塔板数 n；苯、甲苯与二甲苯的分离度（R）；各组分峰的对称因子（f_s）。

【注意事项】

1. 采用已知物的绝对保留值对照定性时，需保持试验条件的恒定。

2. 由于所用色谱柱不一定适合对照物与待鉴定组分的分离，有可能产生两种不同成分峰位相近或相同的现象，所以有时需再选一根与原色谱柱极性差别较大的色谱柱进行实验，若两峰位仍然相同，一般可认定二者为同一物质。

【思考题】

1. 用已知物对照法定性应注意什么？如何操作？

2. 色谱系统适用性试验的目的是什么？

3. 柱效与哪些因素有关？如何提高柱效？

4. 若组分间的分离度未达到要求，可通过调整哪些试验条件来加以改善？

5. 不对称峰有哪几种类型？为什么会出现不对称峰？如何改善？

实验十八 高效液相色谱仪的性能检查和色谱参数的测定

【实验目的】

1. 熟悉高效液相色谱仪的一般使用方法。

2. 熟悉高效液相色谱参数测定的方法。

3. 了解高效液相色谱仪的基本结构及主要性能指标。

【实验原理】

1. 性能指标 各种型号的高效液相色谱仪的技术参数均有一定的要求，因此需对其性能指标进行检查。液相色谱仪的主要性能指标如下。

（1）流量精度：仪器流量的重复性。以重复测定流量的相对标准差表示。

（2）噪声：由于各种未知的偶然因素所引起的基线起伏。噪声的大小用基线带宽（峰-峰值）来衡量，通常以毫伏或安培为单位来量度。

（3）漂移：指基线朝一定方向的缓慢变化。通常用单位时间内基线变化的数值来表示。

（4）检测限（敏感度，D）：组分所产生的信号大小等于噪声 2 倍时，在每毫升流动相中所含组分的量。其计算公式为

$$D = \frac{2N}{S}，\ \text{其中}\ S = \frac{AF}{1000 \times 60 \times m}$$

式中，N 为噪声信号（mV）；m 为组分的进样量（g）；A 为峰面积（μV·s）；F 为流动相流量（ml/min）；S 为灵敏度（mV·ml/g）。

（5）定性定量重复性：定性重复性，在同一实验条件下，组分保留时间的重现性，通常以被分离组分的保留时间之差（Δt_R）的相对标准差来表示，相对标准差 ≤ 1% 合格。

定量重复性，在相同实验条件下，色谱峰面积（或峰高）的重现性，通常以被分离组分的峰面积之比的相对标准差来表示，相对标准差 ≤ 2% 合格。

2. 色谱参数 与气相色谱法相似，高效液相色谱参数包括定性参数、定量参数、柱效参数和分离参数等，本实验主要测定下列色谱参数：

理论塔板数：$n = 5.54 \times \left(\dfrac{t_R}{W_{1/2}} \right)^2$ 理论塔板高度：$H = \dfrac{L}{n}$

有效塔板数：$n_{eff} = 5.54 \times \left(\dfrac{t_R'}{W_{1/2}} \right)^2$

容量因子：$k = \dfrac{t_R'}{t_0} = \dfrac{t_R - t_0}{t_0} = K \dfrac{V_s}{V_m}$

分配系数：$\alpha = \dfrac{K_2}{K_1} = \dfrac{k_2}{k_1}$

分离度：$R = \dfrac{2\left(t_{R_2} - t_{R_1} \right)}{W_1 + W_2} = 1.17 \dfrac{\left(t_{R_2} - t_{R_1} \right)}{W_{1/2}^{(1)} + W_{1/2}^{(2)}}$

式中，t_R 为保留时间，$W_{1/2}$ 为半峰宽，L 为柱长，t_R' 为调整保留时间，t_0 为死时间，K 为分配系数，V_s 为柱内固定相体积，V_m 为柱内流动相体积，W 为峰宽，$W_{1/2}^{(1)}$、$W_{1/2}^{(2)}$ 分别为相邻两峰的半高峰宽。

【仪器和试剂】

1. 仪器 高效液相色谱仪，ODS 柱，超声波清洗器，微量注射器，0.45 μm 微孔滤膜等。

2. 试剂 甲醇、乙醇（色谱纯），苯（1.0 μg/ml），萘（1.0 μg/ml），苯磺酸钠（0.02 μg/ml）、重蒸水等。

【实验步骤】

1. 观察流动相流路，检查流动相是否够用，废液出口是否接好。

2. 流量精度的测定 调节指示流量在 1.0 ml/min 处测定流量，用 10 ml 容量瓶在出口处接收流出液，准确记录流出 10 ml 所需的时间，换算成流速（ml/min），重复 5 次。照上述方法依次在指示流量 2.0 ml/min、3.0 ml/min 处测定流量，按表 3-5 记录，并给出结论（合格或不合格）。

表 3-5 流量精度测定数据记录与处理

指示流量	1.0 ml/min		2.0 ml/min		3.0 ml/min	
测定流量	t/10 ml	流速（ml/min）	t/10 ml	流速（ml/min）	t/10 ml	流速（ml/min）
1						
2						
3						
4						
5						
平均值						
SD						
相对标准差						

3. 基线稳定性（噪声和漂移） 实验条件：色谱柱为 ODS-C_{18} 柱；柱温为室温；流动相为甲醇-重蒸水（80∶20）；流量为 1 ml/min；检测波长为 254 nm。

待仪器稳定后，记录基线 1 h 测定基线带宽为噪声。基线带中心的结尾位置与起始位置之差为漂移。

4. 检测限和重复性的测定 实验条件同上。

在上述色谱条件下，待基线平稳后开始进样。以苯（1.0 μg/ml）、萘（1.0 μg/ml）及苯磺酸钠（0.02 μg/ml，用于测定死时间）的乙醇（或流动相）溶液为样品，每次进样量 20 μl，重复进样 5 次。记录色谱图，测定 t_0，苯和萘的 t_R、h、$W_{1/2}$、A 等。按表 3-6 记录有关数据。

表 3-6 检测限和重复性测定的数据记录与处理

	1	2	3	4	5	平均值	相对标准差
t_0							
t_R（苯）							
t_R（萘）							
Δt_R							
$A_苯$或$h_苯$							
$A_萘$或$h_萘$							
$W_{1/2}$（苯）							
$W_{1/2}$（萘）							
$A_苯/A_萘$或$h_苯/h_萘$							

以萘计算检测限，以保留时间和峰面积分别计算仪器的定性和定量重复性。并给出结论。

5. 色谱参数的测定 用上述测得数据计算理论塔板数、理论塔板高度、有效塔板数、容量因子、分配系数和分离度。

【注意事项】

1. 高效液相色谱法所用的溶剂均需符合纯度要求。否则要进行纯化处理。

2. 流动相需经脱气后方能使用。

3. 敏感度检查要求进样量准确。重复性实验要求每次进样量一致。

4. 计算塔板数和分离度时，应注意 t_R 和 $W_{1/2}$ 单位一致。

【思考题】

1. 高效液相色谱仪的主要部件及性能有哪些？如何检查？

2. 流动相在使用前为什么要进行脱气？

3. 检测限和灵敏度有什么不同？为什么用检测限而不是灵敏度作为仪器的性能指标？

4. 分配系数比的意义是什么？其主要影响因素有哪些？

5. 什么是分离度？如何提高分离度？

实验十九　高效液相色谱外标法测定碳酸饮料中的苯甲酸

【实验目的】

1. 掌握外标法的实验步骤。

2. 熟悉高效液相色谱仪的使用方法。

【实验原理】　外标法是外标物在与待测组分相同的色谱条件下单独进行测定，把得到的色谱峰面积与待测组分的色谱峰面积进行比较求得待测组分的含量。外标物与待测组分为同一种物质但要求有一定的纯度，分析时外标物的浓度应与待测组分浓度相接近，以利于定量分析的准确性。

外标法在操作和计算上可分为校正曲线法和用校正因子求算法。校正曲线法是用已知不同含量的标样系列等量进样分析，然后做出响应信号与含量的关系曲线，即校正曲线。定量分析样品时，在测校正曲线相同条件下进同等样量的待测样品，从色谱图上测出峰高或峰面积，从校正曲线上查出样品的含量。校正因子求算法时将标样多次分析后得到的响应信号与其含量求出它的绝对校正因子，再根据公式求出待测样品中的含量。

苯甲酸是广泛使用的食品防腐剂之一，我国食品安全国家标准中规定，在碳酸饮料中苯甲酸的最大使用量为 0.2 g/kg。反相高效液相色谱可用于各种食品中的苯甲酸分离检测，当流动相为甲醇-0.02 mol/L 乙酸铵（5∶95）、检测波长为 230 nm 时，用标准物质的保留时间定性，可很快检测出测试溶液中的苯甲酸，以外标的色谱峰面积能准确测定此物质的含量。

【仪器和试剂】

1. 仪器　高效液相色谱仪，ODS 柱，超声波清洗器，微量注射器，0.45 μm 微孔滤膜，烧杯（50 ml），容量瓶（5 ml）等。

2. 试剂　甲醇（色谱纯），乙酸铵，苯甲酸标准溶液（100 μg/ml），样品为市售碳酸饮料，重蒸水等。

【实验步骤】

1. 色谱条件　色谱柱：ODS 柱。流动相：甲醇-0.02 mol/L 乙酸铵溶液（5∶95）。流速：1.0 ml/min。检测波长：230 nm。进样量：20 μl。

2. 样品处理　取碳酸饮料约 10 ml 于 50 ml 烧杯中，超声脱气 30 min，精密移取 1.00 ml 于 5 ml 容量瓶中，并用重蒸水定容，即为供试品溶液。

3. 标准溶液的配制　用苯甲酸标准溶液（100 μg/ml）分别配制 10.0 μg/ml、25.0 μg/ml、50.0 μg/ml 苯甲酸工作溶液。

4. 开机，打开色谱工作站。脱气完毕后，调节流动相流量为 1.0 ml/min，打开紫外线检测器开关。按色谱条件设置相应参数。

5. 待基线稳定后，分别用苯甲酸工作溶液进样 20 μl，制备外标校正曲线。

6. 进样 20 μl 样品测试液，得到的色谱图由校正曲线确定样品中苯甲酸的含量。

7. 实验结束后，先后分别以重蒸水和甲醇冲洗进样口数次。在流动相流量为 1.0 ml/min 条件下，先以重蒸水清洗色谱柱 20 min，再以甲醇清洗色谱柱 20 min。

8. 关闭色谱工作站，关机。

【注意事项】

1. 流动相和样品均须过滤和脱气。

2. C_{18} 柱所用流动相仅限于中性或弱酸性（pH 2 ～ 8）。

3. 确保管路中不存在气泡。

【思考题】

1. 外标法定量与内标法定量有何区别？

2. 为何要冲洗色谱仪进样口？

3. 为何在测定碳酸饮料中的苯甲酸时必须先进行脱气？

实验二十　毛细管区带电泳法分离手性药物的对映异构体

【实验目的】

1. 熟悉毛细管区带电泳法的基本原理与方法。

2. 了解毛细管区带电泳法在拆分手性药物中的应用。

【实验原理】　毛细管电泳法（CE）是以内径 30 ～ 100 μm 的弹性石英毛细管柱作为分离通道，在高压直流电场作用下，依据物质在电解质中的淌度差异实现分离的方法。毛细管区带电泳（CZE）中，带电粒子的电泳迁移和电渗流（EOF）作用，使正离子处于电泳区带较前部分，中性分子居于中间部分，负离子处于电泳区带较后部分，从而使混合组分实现分离。电荷符号相同的离子，则根据质荷比的不同，有不同的迁移速率（淌度），因而实现分离。

在手性分离方面，毛细管电泳由于其具有高分离效率，短分析时间和仅需要微量试样的优点显示了巨大潜力。对映异构体的分离需要加入手性选择剂，需用的手性选择剂有环糊精（CD）、冠醚、胆汁酸盐、手性选择性金属配合物等，其中发展最快、应用最多的首推环糊精类。

西孟坦是一种心脏兴奋药，用于治疗充血性心力衰竭，是一种新的钙敏感剂，L-西孟坦是西孟坦的活性对映异构体，其结构式如下：

【仪器和试剂】

1. 仪器　毛细管电泳仪，pH 计，分析天平等。

2. 试剂　西孟坦试样，β-环糊精（AR），磷酸（AR），硼砂（AR），NaOH（AR），甲醇（色谱纯），重蒸水等。

【实验步骤】

1. 电泳条件　20 mmol/L 硼砂缓冲溶液（pH 11.0，含 12 mmol/L β-环糊精）-甲醇（1∶1），分离电压 20 kV，检测波长为 380 nm。

2. 背景电解质溶液的制备　称取硼砂适量配制成 20 mmol/L 溶液，调节 pH 11.0，并使含

12 mmol/L β-环糊精。

3. 试样溶液的制备 称取西孟坦试样，用适量甲醇溶解，既得。

4. 进样分离 毛细管柱依次用 0.1 mmol/L NaOH 溶液冲洗 10 min，重蒸水冲洗 5 min，背景电解质缓冲溶液冲洗 5 min，平衡 5 min 后，进样。采用虹吸进样，进出口两端高度差 10 cm，进样时间 10 s。

【注意事项】

1. 在毛细管电泳中，缓冲溶液的浓度、pH 和有机改性剂甲醇、乙腈的比例是影响分离的重要因素，因此应优化这些条件改善分离度。

2. β-环糊精的浓度显著影响对映体的分离，需要仔细分析。

【思考题】

1. 简述毛细管电泳法的分离机制和特点。

2. 毛细管电泳法比高效液相色谱法柱效高的原因是什么？

实验二十一　气相色谱-质谱联用分析混合物中甲苯、氯苯和溴苯

【实验目的】

1. 了解气相色谱-质谱联用法在分子结构鉴定中的应用。

2. 了解气相色谱-质谱联用仪的基本结构、性能和工作原理。

【实验原理】 气相色谱-质谱（GC-MS）联用仪是将气相色谱仪和质谱仪通过接口连接成一整体，气相色谱仪对有机混合物进行分离，质谱仪的 EI 源能提供化合物的丰富特征碎片，并利用标准谱库对照来对物质进行定性鉴别。气相色谱的强分离能力与质谱的强结构鉴定能力结合在一起，是气相色谱-质谱联用技术成为挥发性复杂混合物定性和定量分析的重要手段。

气相色谱-质谱联用仪由气相色谱仪、质谱仪、接口和数据处理系统几大部分组成。它的最重要的部分是质谱仪（MS）。气相色谱部分是以气体为流动相的色谱分离技术，它主要用于分离测定可气化的挥发性混合物的组分，质谱仪由进样系统、离子源、质量分析器、离子检测仪、数据处理系统、真空系统六部分组成。

【仪器和试剂】

1. 仪器 岛津 GCMS-QP 5050A 型（或其他型号）气相色谱-质谱联用仪，CLASS5000 数据处理系统。

2. 试剂 正己烷（色谱纯），甲醇（色谱纯），重蒸水，甲苯，氯苯和溴苯等。

【实验步骤】

1. 仪器操作条件（参考值） 色谱柱为 DB-5（0.25 μm×2.5 mm×30 m）。柱温：起始温度为 50 ℃，保持 2 min，以 5 ℃ /min 的速度升温至 180 ℃，维持 5 min；进样口温度为 260 ℃；分流比为 10∶1。载气为 He，流速为 1.0 ml/min。

质谱条件：EI 为 70 eV；离子源温度为 200 ℃；接口温度为 230 ℃；质量扫描范围为 33 ～ 500 amu；扫描速度为 1000 amu/s。

2. 试样制备 甲苯、氯苯、溴苯混合物以正己烷溶解，供气相色谱分析。

3. 进样分析 取 1.0 μl 试样溶液注入气相色谱仪，使试样中各组分完全分离，并获取总离子流色谱图（TIC）。然后读取各峰值谱图，分别在质谱图谱库中自动检索，鉴定出各峰的化合物结构。

【思考题】

1. 气相色谱-质谱联用仪一般由哪几部分组成？

2. 气相色谱-质谱联用有什么优点和局限性？

第二篇 应 用 篇

第四章 原料药分析

实验一 阿司匹林的测定

【实验目的】

1. 掌握酸碱滴定法测定阿司匹林含量的原理和方法。

2. 进一步熟悉碱式滴定管的操作和酚酞指示终点的判定。

【实验原理】 阿司匹林属芳酸酯类药物,分子结构中有一个羧基,呈酸性。在 25 ℃时阿司匹林的 K_a 为 3.27×10^{-4},故能用 NaOH 标准溶液直接滴定测其含量。计量点时溶液呈微碱性,可选用酚酞为指示剂指示终点。其滴定反应为

【仪器和试剂】

1. **仪器** 碱式滴定管(50 ml),锥形瓶(250 ml),烧杯(100 ml),量筒(100 ml,10 ml)等。

2. **试剂** 阿司匹林(原料药),NaOH 标准溶液(0.1 mol/L),酚酞指示剂(0.1%),中性乙醇(对酚酞指示剂显中性)等。

【实验步骤】 取阿司匹林(原料药)约 0.4 g,精密称定,加中性乙醇(对酚酞指示剂显中性) 10 ml 旋摇溶解后,加酚酞指示剂(0.1%)3 滴,用 NaOH 标准溶液(0.1 mol/L)滴定至淡红色, 30 s 内不褪色即为终点。每 1 ml 的 NaOH 标准溶液(0.1 mol/L)相当于 18.02 mg 的阿司匹林。 按下式计算试样中阿司匹林的百分含量($M_{C_9H_8O_4}$=180.16)。

$$w_{C_9H_8O_4} = \frac{c_{NaOH} \cdot V_{NaOH} \cdot M_{C_9H_8O_4}}{\text{样品重量} \times 1000} \times 100\%$$

式中,$w_{C_9H_8O_4}$ 为阿司匹林的百分含量(%);c_{NaOH} 为所用 NaOH 标准溶液的浓度(mol/L);V_{NaOH} 为所用 NaOH 标准溶液的体积(ml)。

【注意事项】

1. 本品为 2-(乙酰氧基)苯甲酸,2020 年版《中国药典》规定含 $C_9H_8O_4$ 不得少于 99.5%。 阿司匹林微溶于水,易溶于醇。为了使供试品易于溶解,以及防止在水溶液中滴定时酯的水解, 因而用中性乙醇为溶剂进行滴定。

2. 为了避免样品的水解,滴定时应使温度在 20 ℃以下,并在不断搅拌下(防止局部 pH 过大)较快地滴定。

3. 中性乙醇的"中性"之意是对本中和法所用指示剂而言的。中和法采用酚酞为指示剂时, 中性乙醇的制取方法:取 95% 乙醇 50 ml,加入酚酞指示剂 8 滴,用 NaOH 标准溶液(0.1 mol/L) 滴定至淡红色,即得。

4. 供试品在称量前应在硅胶或硫酸干燥器中干燥 5 h。

5. 当阿司匹林中杂质水杨酸的限量超过 2020 年版《中国药典》允许量时,不宜用本法测定。

【思考题】

1. 有机化合物采用中和滴定法测定时的首要条件是什么？

2. 如何配制中性乙醇？为什么要用中性乙醇？

3. 计算称取试样量的原则是什么？

实验二 水杨酸钠的测定

【实验目的】

1. 掌握非水酸碱滴定法测定有机碱金属盐的原理及操作。

2. 进一步掌握结晶紫指示剂滴定终点的判定。

【实验原理】 水杨酸钠为水杨酸的碱金属盐，易溶于水，在水溶液中碱性较弱，不能直接进行酸碱滴定。但可选择适当的非水溶剂，使其碱性增强，再用高氯酸标准溶液进行滴定。

本实验选用乙酸酐-冰醋酸混合溶剂（1：4）以增强水杨酸钠的碱性，以结晶紫为指示剂，以高氯酸标准溶液滴定至蓝绿色为终点。其滴定反应为

$$C_7H_5O_3Na + HAc \longrightarrow C_7H_5O_3H + Ac^- + Na^+$$
$$HClO_4 + HAc \longrightarrow H_2Ac^+ + ClO_4^-$$
$$H_2Ac^+ + Ac^- \longrightarrow 2\,HAc$$

总反应式：

$$HClO_4 + C_7H_5O_3Na \longrightarrow C_7H_5O_3H + ClO_4^- + Na^+$$

【仪器和试剂】

1. 仪器 酸式滴定管（25 ml），锥形瓶（100 ml），量筒（10 ml）等。

2. 试剂 高氯酸标准溶液（0.1 mol/L），乙酸酐-冰醋酸混合溶剂（1：4），结晶紫指示剂，水杨酸钠样品等。

【实验步骤】 精密称取在 105 ℃干燥至恒重的水杨酸钠样品约 0.13 g，置干燥的锥形瓶（100 ml）中，加乙酸酐-冰醋酸混合溶剂（1：4）10 ml 使溶解，加结晶紫指示剂 1 滴，用高氯酸标准溶液（0.1 mol/L）滴定，至溶液由紫红色变为蓝绿色为终点，滴定结果用空白试验校正。按下式计算样品中水杨酸钠的百分含量（$M_{C_7H_5O_3Na}$=160.1）。

$$w_{C_7H_5O_3Na} = \frac{c_{HClO_4} \times (V_{样品} - V_{空白}) \times M_{C_7H_5O_3Na}}{m \times 1000} \times 100\%$$

式中，$w_{C_7H_5O_3Na}$ 为水杨酸钠的百分含量（%）；c_{HClO_4} 为所用高氯酸标准溶液浓度（mol/L）；$V_{样品}$ 为滴定操作所用高氯酸标准溶液体积（ml）；$V_{空白}$ 为空白试验所用高氯酸标准溶液的体积（ml）；m 为水杨酸样品质量（g）。

【注意事项】

1. 实验中使用仪器均需预先洗净干燥。

2. 注意测定时的室温，若与标定时室温相差较大时，需加以校正（相差 ±2 ℃以上），或重新标定（相差 ±10 ℃以上）。

3. 溶剂价格昂贵，应注意节约，实验结束后需回收溶剂。

4. 乙酸酐-冰醋酸混合溶剂（1：4）在室温低于 16 ℃时会结冰，无法进行滴定，可加入 10% ～ 15% 丙酸防冻。

【思考题】

1. 乙酸钠在水溶液中为一元弱碱，可否用 HCl 标准溶液直接滴定？能否用非水酸碱滴定法测定？若能测定，试设计简单的操作步骤。

2. 在本实验条件下能否测定苯甲酸钠？为什么？

3. 以结晶紫为指示剂，为什么测定邻苯二甲酸氢钾时终点颜色为蓝色？而测定水杨酸钠时终点颜色为蓝绿色？

实验三 盐酸苯海拉明的测定

【实验目的】

1. 掌握用非水酸碱滴定法测定有机碱的氢卤酸盐的原理和方法。

2. 进一步熟悉非水酸碱滴定法的原理及其应用。

【实验原理】 由于氢卤酸在冰醋酸中酸性较强，故有机碱的氢卤酸盐不能用高氯酸标准溶液直接滴定。但若先加入一定量的乙酸汞与氢卤酸生成难电离的卤化汞，而有机碱的氢卤酸盐则转化为可滴定的乙酸盐，即可消除氢卤酸的干扰。抗组胺药物盐酸苯海拉明为有机碱的盐酸盐，其非水滴定反应如下：

$$2B \cdot HX + Hg(Ac)_2 \longrightarrow 2B \cdot HAc + HgX_2$$
$$B \cdot HAc + HClO_4 \longrightarrow B \cdot HClO_4 + HAc$$

反应式中的 B·HX 代表盐酸苯海拉明：

【仪器和试剂】

1. 仪器 酸式滴定管（25 ml），锥形瓶（100 ml）等。

2. 试剂 高氯酸标准溶液（0.1 mol/L），乙酸酐，冰醋酸，结晶紫指示剂，乙酸汞试液，盐酸苯海拉明（原料药）等。

【实验步骤】 取盐酸苯海拉明（原料药）约 0.2 g，精密称定，至干燥的锥形瓶（100 ml）中，加冰醋酸 20 ml 与乙酸酐 4 ml 溶解后，再加乙酸汞试液 4 ml 与结晶紫指示剂 1 滴，立即用高氯酸标准溶液（0.1 mol/L）滴定，以溶液由紫红色变为蓝绿色为终点，并将滴定结果用空白试验校正。按下式计算样品中盐酸苯海拉明的百分含量（$M_{C_{17}H_{21}NO \cdot HCl} = 291.8$）。

$$w_{C_{17}H_{21}NO \cdot HCl} = \frac{c_{HClO_4} \times V_{HClO_4} \times M_{C_{17}H_{21}NO \cdot HCl}}{m \times 1000} \times 100\%$$

式中，$w_{C_{17}H_{21}NO \cdot HCl}$ 为盐酸苯海拉明的百分含量（%）；c_{HClO_4} 为所用高氯酸标准溶液的浓度（mol/L）；m 为盐酸苯海拉明的质量（g）。

【注意事项】

1. 盐酸苯海拉明的碱性较弱，故结晶紫指示剂的终点颜色为蓝绿色。为便于观察，近终点时滴定速度可适当放慢，必要时可用电位法对照。

2. 为排除氢卤酸对滴定的干扰，乙酸汞应过量。

3. 2020 年版《中国药典》规定，盐酸苯海拉明的含量应为 98.0% ～ 102.0%。

【思考题】

1. 本实验中乙酸汞的量若不足，对测定结果有何影响？

2. 本实验的计算公式中 V_{HClO_4} 表示什么体积？与空白试验有关吗？

3. 盐酸苯海拉明能否在水溶液中用强碱进行测定？为什么？

实验四　维生素 C 的测定

【实验目的】

1. 掌握维生素 C 的测定原理及条件。

2. 熟悉直接碘量法的操作步骤。

【实验原理】 维生素 C（$C_6H_8O_6$，$\varphi^\theta=0.18\ V$）分子中的烯二醇基具有较强的还原性，能被弱氧化剂 I_2（$\varphi^\theta=0.535\ V$）定量地氧化成二酮基，其反应如下：

$$\underset{O\ \ OH\ OH\ H\ \ OH\ H}{C-C=C-C-C-CH} + I_2 \Longrightarrow \underset{O\ \ O\ \ O\ \ H\ \ OH\ H}{C-C-C-C-C-CH} + 2HI$$

1 mol 维生素 C 可与 1 mol I_2 完全反应，因此可采用直接碘量法，用 I_2 标准溶液直接测定维生素 C 的含量。

由以上反应可知，在碱性条件下更有利于反应向右进行。但由于维生素 C 的还原性很强，在中性或碱性介质中极易被空气中的 O_2 氧化。因此，为了减少维生素 C 受其他氧化剂的影响，滴定反应应在稀乙酸溶液中进行。

【仪器和试剂】

1. 仪器　锥形瓶（250 ml），量筒（10 ml，100 ml），酸式滴定管（棕色，50 ml）等。

2. 试剂　维生素 C（原料药），I_2 标准溶液（0.05 mol/L），淀粉指示剂（0.5%），稀乙酸溶液（2 mol/L），蒸馏水等。

【实验步骤】　精密称取维生素 C（原料药）约 0.2 g，置锥形瓶（250 ml）中，加稀乙酸溶液（2 mol/L）10 ml，新沸的冷蒸馏水 100 ml，待样品溶解后，加淀粉指示剂（0.5%）1 ml，立即用 I_2 标准溶液（0.05 mol/L）滴定至溶液由无色变为浅蓝色（30 s 内不褪色）即为终点。按下式计算维生素 C 的百分含量（$M_{C_6H_8O_6}=176.12$）。

$$w_{C_6H_8O_6} = \frac{c_{I_2} \times V_{I_2} \times M_{C_6H_8O_6}}{m \times 1000} \times 100\%$$

式中，$w_{C_6H_8O_6}$ 为维生素 C 的百分含量（%）；c_{I_2} 为 I_2 标准溶液的浓度（mol/L）；V_{I_2} 为所用 I_2 标准溶液的体积（ml）；m 为维生素 C 的质量（g）。

【注意事项】

1. 在酸性介质中，维生素 C 受空气中 O_2 的氧化速度稍慢，较为稳定，但样品溶于稀乙酸溶液后，仍需立即进行滴定。

2. 滴定接近终点时应充分振摇，并放慢滴定速度。

3. 在有水或潮湿的情况下，维生素 C 易分解成糠醛。

【思考题】

1. 为什么要在酸性条件下测定维生素 C 样品？

2. 为什么在滴定前才能加入稀乙酸溶液（2 mol/L）和新沸的冷蒸馏水？

3. 若有需要，应如何干燥维生素 C 样品？

实验五　食品中蛋白质含量测定（凯氏定氮法）

【实验目的】

1. 学习凯氏定氮法测定蛋白质的原理。

2. 掌握凯氏定氮法的操作技术，包括样品的消化处理、蒸馏、滴定及蛋白质含量计算等。

【实验原理】 蛋白质是含氮的化合物。食品与浓硫酸和催化剂共同加热消化，使蛋白质分解，产生的氨与硫酸结合生成硫酸铵，留在消化液中，然后加碱蒸馏使氨游离，用硼酸吸收后，再用 HCl 标准溶液滴定，根据酸的消耗量乘以蛋白质换算系数，即得蛋白质含量。

因为食品中除蛋白质外，还含有其他含氮物质，所以此蛋白质称为粗蛋白。

【仪器和试剂】

1. 仪器 微量凯氏定氮蒸馏装置（图 4-1），万用电炉，容量瓶（100 ml），凯氏烧瓶（100 ml），小漏斗，石棉网，玻璃珠（或沸石）等。

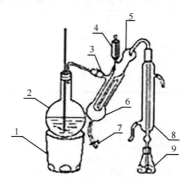

图 4-1 微量凯氏定氮蒸馏装置

1. 电炉；2. 水蒸气发生器（2 L 圆底烧瓶）；3. 螺旋夹 a；4. 小漏斗及棒状玻璃塞（样品入口处）；5. 反应室；6. 反应室外层；7. 橡皮管及螺旋夹 b；8. 冷凝管；9. 蒸馏液接收瓶

2. 试剂 五水硫酸铜（$CuSO_4 \cdot 5H_2O$），硫酸钾，浓硫酸（密度为 1.8419 g/L），硼酸溶液（20 g/L），NaOH 溶液（400 g/L），HCl 标准溶液（0.01 mol/L），混合指示试剂（0.1% 甲基红乙醇溶液 1 份，与 0.1% 溴甲酚绿乙醇溶液 5 份临用时混合），黄豆粉，蒸馏水等。

【实验步骤】

1. 样品消化 称取黄豆粉约 0.3 g（±0.03 g），移入干燥的 100 ml 凯氏烧瓶中，加入 0.2 g 五水硫酸铜和 6 g 硫酸钾，稍摇匀后瓶口放一小漏斗，加入 20 ml 浓硫酸，将瓶以 45° 角斜支于有小孔的石棉网上，使用万用电炉，在通风橱中加热消化，开始时用低温加热，待内容物全部炭化，泡沫停止后，再升高温度保持微沸，消化至液体呈蓝绿色澄清透明后，继续加热 0.5 h，取下放冷，小心加 20 ml 蒸馏水，放冷后，无损地转移到 100 ml 容量瓶中，加蒸馏水定容至刻度，混匀备用，即为消化液。

试剂空白实验：取与样品消化相同的硫酸铜、硫酸钾、浓硫酸，按以上同样方法进行消化，冷却，加蒸馏水定容至 100 ml，得试剂空白消化液。

2. 定氮装置的检查与洗涤 检查微量定氮装置是否装好。在水蒸气发生器内装蒸馏水约 2/3，加甲基红指示剂数滴及数毫升浓硫酸，以保持溶液呈酸性，加入数粒玻璃珠（或沸石）以防止暴沸。

测定前定氮装置如下法洗涤 2 ～ 3 次：从样品入口处加蒸馏水适量（约占反应管 1/3 体积）通入蒸汽煮沸，产生的蒸汽冲洗冷凝管，数分钟后关闭螺旋夹 a，使反应室中的废液倒吸流到反应室外层，打开螺旋夹 b 由橡皮管排出，如此数次，即可使用。

3. 碱化蒸馏 量取硼酸溶液（20 g/L）20 ml 于蒸馏液接收瓶中，加入混合指示剂 2 ～ 3 滴，并使冷凝管的下端插入硼酸液面下，在螺旋夹 a 关闭，螺旋夹 b 开启的状态下，准确吸取 10.0 ml 样品消化液，由小漏斗流入反应室，并以 10 ml 蒸馏水洗涤进样口流入反应室，棒状玻璃塞塞紧。将 10 ml NaOH 溶液（400 g/L）倒入小烧杯，提起玻璃塞使其缓缓流入反应室，用少量蒸馏水冲洗立即将玻璃塞盖严，并加蒸馏水于小烧杯以防漏气，开启螺旋夹 a，关闭螺旋夹 b，开始蒸馏。通入蒸汽蒸腾 10 min 后，移动蒸馏液接收瓶，使液面离开凝管下端，再蒸馏 2 min。然后用少量水冲洗冷凝管下端外部，取下蒸馏液接收瓶，准备滴定。

同时吸取 10.0 ml 试剂空白消化液按上法蒸馏操作。

4. 样品滴定　以 HCl 标准溶液（0.01 mol/L）滴定至溶液变为灰色为终点。

5. 数据记录（表 4-1）

表 4-1　食物中蛋白质含量测定数据记录与分析

项目	第一次	第二次	第三次
样品消化液（ml）			
滴定消耗 HCl 标准溶液（ml）			
消耗 HCl 标准溶液平均值（ml）			

6. 结果计算

$$X = \frac{(V_1 - V_2) \times c \times 0.0140}{\dfrac{m}{100} \times 10} \times F \times 100$$

式中，X 为样品蛋白质含量（g/100 g）；V_1 为样品滴定消耗 HCl 标准溶液体积（ml）；V_2 为空白滴定消耗 HCl 标准溶液体积（ml）；c 为 HCl 标准溶液浓度（mol/L）；0.0140 为 1.0 ml HCl 标准溶液（c_{HCl}=1.000 mol/L）相当的氮的质量（g）；m 为样品的质量（g）；F 为氮换算成蛋白质的系数（一般食物为 6.25；乳制品为 6.38；面粉为 5.70；高粱为 6.24；花生为 5.46；米为 5.95；大豆及其制品为 5.71；肉与肉制品为 6.25；大麦、小米、燕麦、裸麦为 5.83；芝麻、向日葵为 5.30）。计算结果保留三位有效数字。

【注意事项】

1. 本法也适用于半固体试样及液体样品检测。半固体试样一般取样范围为 2.00 ～ 5.00 g；液体样品取样 10.0 ～ 25.0 ml（约相当氮 30 ～ 40 mg）。若检测液体样品，结果以 g/100 ml 表示。

2. 消化时，若样品含糖或含脂较多时，注意控制加热温度，以免大量泡沫喷出凯氏烧瓶，造成样品损失。可加入少量辛醇或液状石蜡，或硅消泡剂减少泡沫产生。

3. 消化时应注意旋转凯氏烧瓶，将附在瓶壁上的炭粒冲下，对样品彻底消化。若样品不易消化至澄清透明，可将凯氏烧瓶中溶液冷却，加入数滴过氧化氢后，再继续加热消化至完全。

4. 硼酸溶液的温度不应超过 40 ℃，否则氨吸收减弱，造成检测结果偏低。可把蒸馏液接收瓶置于冷水浴中。

5. 在重复性条件下获得两次独立测定结果的绝对差值不得超过算术平均值的 10%。

【思考题】

1. 预习凯氏定氮法测定蛋白质的原理及操作。

2. 蒸馏时为什么要加入 NaOH 溶液？加入量对测定结果有何影响？

3. 在水蒸气发生器蒸馏水中加甲基红指示剂数滴及数毫升浓硫酸的作用是什么？若在蒸馏过程中才发现水蒸气发生器中的水变为黄色，马上补加浓硫酸行吗？

4. 实验操作过程中，影响测定准确性的因素有哪些？

实验六　阿司匹林红外吸收光谱的测定

【实验目的】

1. 熟练掌握用溴化钾压片法制作固体试样的方法。

2.掌握傅里叶变换红外光谱仪的使用方法。

3.掌握红外光谱鉴定药物的一般过程。

【实验原理】　选择固体样品绘制红外光谱，然后进行光谱解析，查对标准 Sadtler 红外光谱图。

【仪器和试剂】

1.仪器　傅里叶变换红外光谱仪，玛瑙研钵，压片机，红外干燥灯等。

2.试剂　阿司匹林（原料药），KBr（光谱纯，200 目），液状石蜡等。

【实验步骤】

1.试样制备

（1）压片法：称取干燥的阿司匹林（原料药）约 1 mg，置于洁净玛瑙研钵中，加入干燥的 KBr 粉末（光谱纯，200 目）约 200 mg。在红外干燥灯照射下，研磨混匀，然后转移至专用红外压片模具（Φ13 mm）或微量样品模具中铺匀，合上模具置压片机上，先抽气约 2 min 以除去混在粉末中的湿气和空气，再边抽气边加压至 1.5 ～ 1.8 MPa 保持 2 ～ 5 min。除去真空，取出压成透明薄片的样品，装入样品架，待测。

（2）糊状法：取少量干燥的阿司匹林（原料药），置于玛瑙研钵中研细，加入几滴液状石蜡继续研磨至均匀糊状，将糊状物涂于可拆卸液体池的窗片上或空白 KBr 片上，待测。

2.图谱绘制

（1）仪器参数设置：开启仪器，启动 IRSolution 软件，点击"测量"，显示测量屏幕，在"数据"栏中设置扫描次数为 10，分辨率为 4 cm^{-1}，图谱纵坐标为透射率（$T\%$）或吸光度（A），扫描范围为 4000 ～ 400 cm^{-1}；"仪器"栏中"光束"选择"内部"，"检测器"选择"标准"，"镜面速度"选择"2.8 mm/s"。

（2）样品的红外光谱测绘：①背景扫描。②样品扫描：在样品室中的样品架上放入样品，点击"样品"按钮，开始扫描，即可得到样品红外光谱图。

（3）吸收峰波数标注：在界面中，点击右下角的"计算"按钮，激活吸收峰波数标注功能，即可标注出各吸收峰的波数值。

（4）图谱打印：在"文件"下拉菜单中，选择"Print with Form"，选择打印格式，即可打印出物质的红外光谱图。

3.关机　实验结束，关闭 IRSolution 软件，退出操作系统，并关闭主机、打印机和计算机及稳压电源开关，拉下总电源，盖好仪器。

4.与标准光谱核对　查 Sadtler 标准红外光谱进行核对。

【注意事项】

1.KBr 极易受潮，样品研磨应在低湿度环境中或在红外灯下进行。

2.用液体池时，应注意窗片的保护，测定后，将液体池用适当的溶剂清洗后保存在干燥器中。

【思考题】

1.红外吸收光谱鉴定药物的基本原理是什么？

2.简述溴化钾压片法制作固体试样时的注意事项。

实验七　有机化合物的磁共振图谱测定和解析

【实验目的】

1.掌握磁共振氢谱（^{1}H-NMR）和碳谱（^{13}C-NMR）的解析方法。

2.熟悉化学位移（δ）、积分氢数及偶合常数的测量。

3. 了解有机化合物磁共振图谱的绘制方法。

4. 了解 DEPT、^{1}H-^{1}H COSY、异核多量子相关谱（HMQC）、异核多键相关谱（HMBC）一维和二维磁共振技术。

【实验原理】 以阿魏酸为例，进行磁共振波谱的测定和解析。阿魏酸存在于阿魏、川芎、当归和升麻等多种中草药中，结构式为

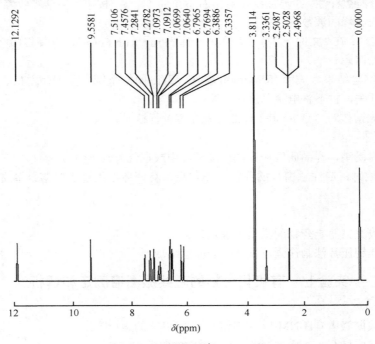

将样品阿魏酸溶解于 DMSO-d$_6$［四甲基硅烷（TMS）为内标］，绘制阿魏酸的 ^{1}H-NMR 和 ^{13}C-NMR、DEPT-90°、DEPT-135°、^{1}H-^{1}H COSY、NOESY、HMQC、HMBC 谱图，并进行解析。

【仪器和试剂】

1.仪器 Bruker ARX-300 型（或其他型号）磁共振仪。

2.试剂 阿魏酸（纯度 ≥ 99%）、二甲基亚砜（DMSO，核磁试剂）。

【实验步骤】

1.试样的制备 阿魏酸以 DMSO 溶解后，装于样品管中供测定。

2.测试条件 ^{1}H-NMR 和 ^{13}C-NMR 的工作频率分别为 300.13 Hz 和 75.47 Hz；^{1}H-NMR 谱的扫描范围为 16 ppm，^{13}C-NMR 谱的扫描范围为 200 ppm。

3.测定步骤

（1）放置样品管。

（2）匀场。

（3）设定采样参数、脉冲参数和处理参数。

（4）图谱处理。

4.阿魏酸的 ^{1}H-NMR 的解析 阿魏酸的 ^{1}H-NMR 谱见图 4-2，其相关数据列于表 4-2。

图 4-2 阿魏酸的 ^{1}H-NMR 谱

表 4-2　阿魏酸的 ^{1}H-NMR 数据

δ（ppm）	峰形及偶合常数（Hz）	质子数比	质子归属
12.1292	s	1	1-COOH
9.5581	s	1	—OH
6.3357	d，18.9	1	2-H
7.4576	d，18.9	1	3-H
6.7965	d，8.1	1	3'-H
7.0699	dd，8.1，1.8	1	4'-H
7.2841	d，1.8	1	6'-H
3.8114	s	3	—OCH$_3$

注：d 表示双峰，dd 表示双二重峰，s 表示单峰

（1）自旋系统和峰分裂：阿魏酸分子中存在三个独立的自旋系统，各部分之间可以认为不存在偶合作用。各部分的自旋系统类型及分裂情况见表 4-3。

表 4-3　阿魏酸的 NMR 自旋类型及峰分裂情况

基团	自旋类型	峰形
—CH=CH—	AX	d
苯环	AMX	d，d，dd
—OCH$_3$	A$_3$	s

1）2-H 与 3-H 发生偶合，每个氢都呈现双峰，且偶合常数为 $^3J_{\text{H-H}}$。

(6.3886–6.3357)×300=18.9 Hz，从偶合常数也可以看出，这两个烯氢为反式偶合的关系。

2）3'-H 与 4'-H 发生邻位偶合，而 4'-H 又与 6'-H 发生间位偶合，所以 3'-H 呈 d 峰，$^3J_{\text{H-H}}=$(6.7965–6.7694)×300=8.1 Hz，4'-H 呈 dd 峰，偶合常数分别为 8.1 Hz 和 1.8 Hz，6'-H 呈现 d 峰，偶合常数为 1.8 Hz。

3）—OCH$_3$ 呈现单峰，不和任何氢发生偶合关系。

（2）δ：各氢的 δ 见表 4-2，2-H 和 3-H 的 δ 相差较大，是因为这两个烯氢处于苯环和羧基的大共轭系统中，2-H 处于负电区，而 3-H 处于正电区，同时 3-H 也处于苯环的去屏蔽区。—COOH 和—OH 两个活泼氢的 δ 分别为 12.1292 ppm 和 9.5581 ppm，这和测定条件例如温度、浓度及所用溶剂等有关。

5. 阿魏酸的 ^{13}C-NMR 的解析　阿魏酸的 ^{13}C-NMR 谱见图 4-3，其相关数据列于表 4-4。阿魏酸的碳信号可以分为如下三组。

第一组 δ168.101，为 α,β-不饱和酸的羧基碳信号。在常见官能团中，羧基的碳原子由于其共振位置在最低场，因此很易被识别。从共振式可以看出，羧基的碳原子缺少电子，故其共振在最低场。如羧基与杂原子或不饱和基团相连，羧基的碳原子的电子短缺得以缓解，因此共振移向高场方向。由于上述原因酮、醛共振位置在最低场，一般 $\delta>195$ ppm，酰氯、酰胺、酯、酸酐等相对酮、醛共振位置明显地移向高场方向，一般 $\delta<185$ ppm。α,β-不饱和酮、醛的 δ 也减少，但不饱和键的高场位移作用较杂原子弱。

第二组 δ111.328 ~ δ149.205，为烯碳和苯环上的碳信号。取代烯碳的碳信号一般为 100 ~ 150 ppm。苯环的 δ 为 128.5 ppm。若苯环上的氢被其他基团所取代，苯环上的 δ 将发生变化。

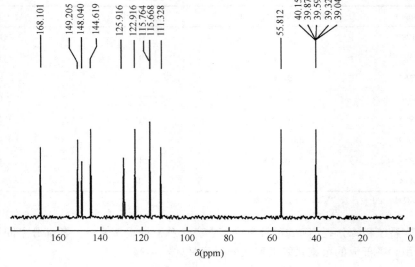

图 4-3　阿魏酸的 ^{13}C-NMR 谱

表 4-4　阿魏酸的 ^{13}C-NMR 数据

δ（ppm）	C 归属
168.1	—COOH
149.2	2′-C
148.0	1′-C
144.6	3-C
125.9	5′-C
122.9	6′-C
115.8	2-C
115.7	3′-C
111.3	6′-C
55.8	—OCH$_3$

影响 δ 值的因素很多，如取代基电负性、重原子效应、中介效应和电场效应等。

第三组 δ55.8 为连氧碳信号。连氧碳信号的 δ 一般在 50 ～ 90 ppm。

6. 阿魏酸的 DEPT 谱解析　阿魏酸的 DEPT 谱见图 4-4。DEPT（distortionless enhancement by polarization transfer）直译为"不失真的极化转移增强"。DEPT-135° 中 CH$_3$ 和 CH 的谱线向上，CH 谱线 2 向下，季碳消失。DEPT-90° 中只出现 CH 谱线且向上。从 DEPT-90° 中可以看出，δ144.6、122.9、115.8、115.7、111.3 为 CH，DEPT-135° 减去 DEPT-90° 可知 δ55.812 为 CH$_3$，结合碳谱可知 δ168.101、149.205、148.040、125.916 为季碳。

7. 阿魏酸的 ^{1}H-^{1}H COSY 谱解析　阿魏酸的 ^{1}H-^{1}H COSY 谱见图 4-5。COSY 是 correlated spectroscopy 的缩写。^{1}H-^{1}H COSY 是同核相关谱，反映的是 ^3J 偶合关系，即相邻两个碳上的氢的相关情况，但有时也会出现少数远程偶合的相关峰。另外，当 ^3J 值较小时（如两面角接近 90°，^3J 值很小），也可能没有相应的相关峰。

在阿魏酸的 ^{1}H-^{1}H COSY 谱中，2-H 和 3-H 有相关，即 δ6.3357 和 δ7.4576 的两个氢有相关，这两

个氢成反式偶合关系，两面角接近 180°，故相关较明显；3'-H 和 4'-H 有相关，即 δ6.7694 和 δ7.0699 的两个氢相关，这两个氢处于苯环的邻位，偶合常数较大；4'-H 和 6'-H 有相关，但相关信号比较弱。

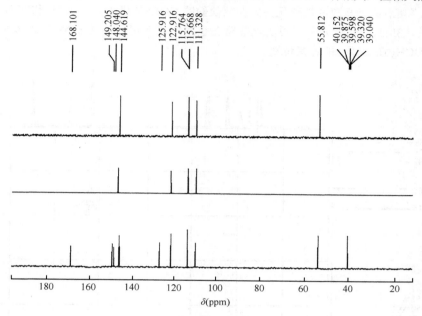

图 4-4　阿魏酸的 DEPT 谱

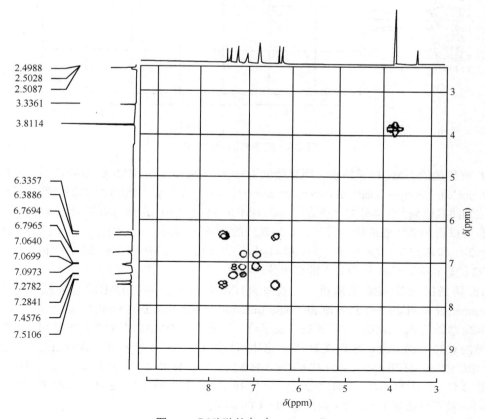

图 4-5　阿魏酸的 ¹H-¹H COSY 谱

8. 阿魏酸的 NOESY 谱解析 阿魏酸的 NOESY 谱见图 4-6。NOESY 是 nuclear overhauser effect spectroscopy 的缩写，即具有 NOE 效应的二维谱。在 NOESY 谱中，空间位置相近的两个氢出现相关峰，而和相隔的键数无关。在阿魏酸的 NOESY 谱中，—OCH₃ 和 6′-H 相关，2-H 和 4′-H 相关，3′-H 和 4′-H 相关，说明这些氢在空间位置上相近，通过 NOESY 实验可以确定 —OH 和—OCH₃ 在苯环上的连接位置。

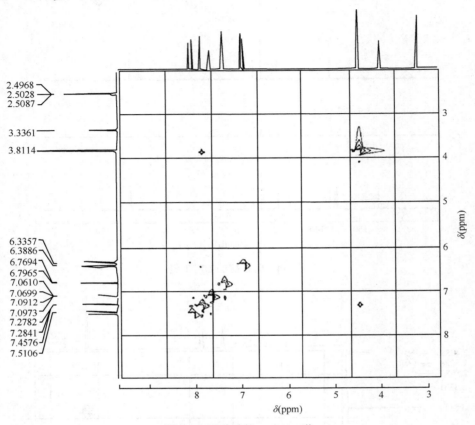

图 4-6　阿魏酸的 NOESY 谱

9. 阿魏酸的 HMQC 谱解析 阿魏酸的 HMQC 谱见图 4-7。HMQC 是异核多量子相关谱（heteronuclear multiple quantum coherence spectroscopy）的缩写。HMQC 实验是通过检测 ¹H 信号而达到间接检测 ¹³C 信号的一种方法。在 HMQC 谱中给出的是和氢直接相连碳的相关信息，这样就可以把和氢相连的碳归属了。在阿魏酸的 HMQC 谱中，—OCH₃ 上的氢和 δ55.81 的碳相关，2-H 和 δ115.76 的碳相关，3-H 和 δ144.62 的碳相关，3′-H 和 δ115.67 的碳相关，4′-H 和 δ122.92 的碳相关，6′-H 和 δ111.3 的碳相关。

10. 阿魏酸的 HMBC 谱解析 阿魏酸的 HMBC 谱见图 4-8。HMBC 是异核多键相关谱（heteronuclear multiple bond correlation spectroscopy）的缩写。虽然 HMQC 实验很好，但是它无法判定季碳的 δ。HMBC 实验正好解决了这一不足，在 HMBC 谱中看到的是相隔两根键或三根键的 C-H 相关信息，所以在 HMBC 谱中可以看到一个 ¹H 峰和多个碳峰相关，在阿魏酸的 HMBC 谱中 3-H 和 6′-C，4′-H 和 6′-C，3-H 和 4′-C，6′-H 和 4′-C，3′-H 和 5′-C，2-H 和 5′-C，6′-H 和 3-C，4′-H 和 3-C，6′-H 和 2′-C，3′-H 和 1′-C，3-H 和 1-C，2-H 和 1-C 相关。通过 HMBC 实验可以确定 1′-C，2′-C，5′-C 和—COOH 的 δ。

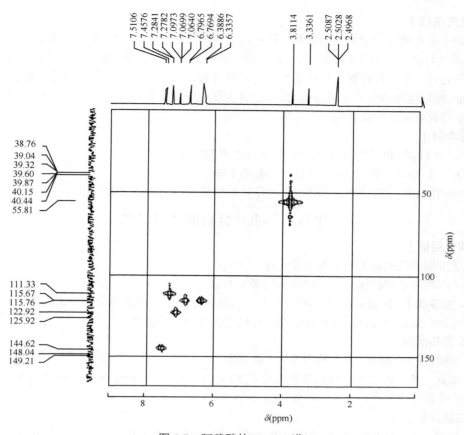

图 4-7　阿魏酸的 HMQC 谱

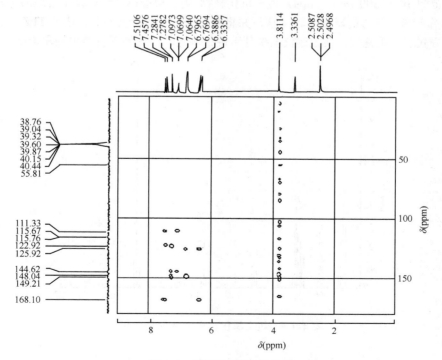

图 4-8　阿魏酸的 HMBC 谱

【注意事项】

1. 由于温度变化会引起磁场漂移，因此记录样品谱图前须反复检查 TMS 零点。

2. 调节好磁场均匀性（匀场）是提高仪器分辨率、获得满意谱图的关键。为此，实验中应注意以下几点。①应保证样品管以适当转速平稳旋转。转速太高，样品管旋转时会上下颤动；转速太低，则影响样品所感受磁场的均匀性。②匀场旋钮要交替、有序调节。③调节好相位旋钮，保证样品峰前峰后在一条直线上。

【思考题】

1. 在 ^{1}H-NMR 和 ^{13}C-NMR 谱中，影响 δ 的因素有哪些？

2. 为什么 DEPT 谱可以区分 CH_3、CH_2 和 CH？

3. ^{1}H-NMR 谱图的峰高是否能作为质子比的可靠量度？积分高度与结构有何关系？

实验八　有机化合物的质谱测定

【实验目的】

1. 了解质谱仪的基本构造和工作流程。

2. 了解利用质谱图推测化合物结构的基本方法。

【实验原理】　各类有机化合物在质谱中的裂解行为与其官能团的性质密切相关，可利用质谱中的分子离子峰和特征离子峰来确定有机化合物的分子量及结构。

【仪器和试剂】

1. 仪器　HP5988A（或其他型号）质谱仪等。

2. 试剂　某有机含氮化合物替拉扎明（TPZ）（$C_7H_6N_4O_2$，$M=178.15$，纯度为 99.9%），或其他合适的有机化合物（纯度＞99%）等。

【实验步骤】

1. 仪器条件：HP5988A 质谱仪，EI 70eV，离子源温度 200 ℃，灯丝发射电流 300 mA，质量扫描范围 30 ～ 300 aum（如为其他有机化合物，则应根据样品性质设定合适的实验条件）。

2. 操作步骤：启动仪器使运转正常，并将实验条件输入计算机；取适量 TPZ 试样，采用直接进样方式送入质谱仪，在上述仪器条件下进行测定，得到如下质谱图（图 4-9）。

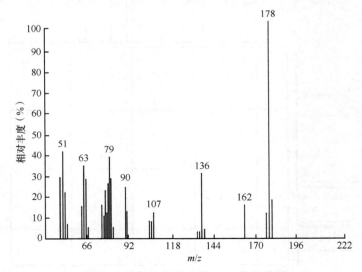

图 4-9　有机含氮化合物 TPZ 的质谱图

3. 在获得的谱图上，确定分子离子峰和各主要碎片离子峰，并解析其归属（不必对所有离子峰都进行解析）。

4. 通过解析未知试样的质谱图，推断其可能的结构式；并将确定的分子量、分子式与已知值进行比较。

【思考题】

1. 如何利用质谱确定有机化合物的分子量？质荷比最大者是否一定就是化合物的分子量？为什么？

2. 分子离子峰的强弱与化合物的结构有何关系？TPZ 的分子离子峰即为基峰，由此可得出什么结论？

3. 如何利用质谱图所提供的信息进行化合物的结构分析？

4. 为了获得所需的质谱信息，如何正确选择离子源？

第五章　化学药物制剂分析

实验九　葡萄糖的杂质检查

【实验目的】
1. 掌握葡萄糖中一般杂质限度检查的项目和限量计算方法。
2. 掌握药品性状测定方法和性状的正确描述。
3. 了解药物的一般杂质检查的项目和意义。

【实验原理】
1. 氯化物检查法

$$Cl^- + AgNO_3 \xrightarrow{HNO_3} AgCl\downarrow（白色）+ NO_3^-$$

所生成的浑浊液与一定量的标准液在同样条件下生成的浑浊液比较,以判断本品中含氯化物的限量。

2. 硫酸盐检查法

$$SO_4^{2-} + Ba^{2+} \xrightarrow{HCl} BaSO_4\downarrow（白色）$$

与一定量的标准溶液在同一条件下生成的浑浊液比较,以判断本品中含硫酸盐的限量。

3. 铁盐检查法

$$Fe^{3+} + 6SCN^- \xrightarrow{H^+} [Fe(SCN)_6]^{3-}（红色）$$

与一定量标准铁溶液用同法处理后进行比色。

4. 重金属检查法

$$CH_3CSNH_2 + H_2O \longrightarrow CH_3CONH_2 + H_2S$$
$$Pb^{2+} + H_2S \longrightarrow PbS\downarrow（黑色）+ 2H^+$$

可与对照标准液按同法处理比较。

5. 砷盐检查法

$$AsO_3^{3-} + 3Zn + 9H^+ \longrightarrow AsH_3\uparrow + 3Zn^{2+} + 3H_2O$$
$$AsH_3 + 2HgBr_2 \longrightarrow 2HBr + AsH(HgBr)_2（黄色）$$
$$AsH_3 + 3HgBr_2 \longrightarrow 3HBr + As(HgBr)_3（棕色）$$

与一定量标准砷溶液所生成的砷斑比较。

【仪器和试剂】
1. 仪器　试砷器,水浴锅,纳氏比色管,扁形称量瓶等。

2. 试剂　葡萄糖,NaOH 溶液(0.02 mol/L),酚酞指示剂,90% 乙醇溶液,硝酸(98%),稀硝酸,硝酸银试液,标准氯化钠溶液(10 μg Cl⁻/ml),HCl 溶液(37%),稀盐酸,标准硫酸钾溶液(100 μg SO_4^{2-}/ml),25% 氯化钡溶液,碘试液,硫氰酸铵溶液(30→100),标准铁溶液,标准铅溶液(10 μg Pb^{2+}/ml),乙酸盐缓冲液(pH 3.5),硫代乙酰胺试液,稀硫酸,KBr 试液,碘化钾试液,酸性氯化亚锡试液,乙酸铅棉花,溴化汞试纸,标准砷溶液(1 μg/ml),磺基水杨酸溶液(1→5),比色用氯化钴液,比色用重铬酸钾液,比色用硫酸铜液,锌粒,蒸馏水等。

【实验步骤】
1. 酸度　取本品 2.0 g,加蒸馏水 20 ml 溶解后,加酚酞指示剂 3 滴与 NaOH 溶液(0.02 mol/L) 0.20 ml,应显粉红色。

2. 溶液的澄清度与颜色　取本品 5.0 g,加蒸馏水溶解后,放冷,用蒸馏水稀释至 10 ml,溶液应澄清无色;如显浑浊,与 1 号浊度标准液(2020 年版《中国药典》四部通则 0902)比较,不得更深；如显色，与对照液（取比色用氯化钴液 3 ml、比色用重铬酸钾液 3 ml 与比色用硫酸铜液 6 ml，加蒸馏水稀释成 50 ml）1.0 ml 加蒸馏水稀释至 10 ml 比较，不得更深。

3. 乙醇溶液的澄清度　取本品 1.0 g，加 90% 乙醇溶液 30 ml，置水浴上加热回流约 10 min，溶液应澄清。

4. 氯化物　取本品 0.60 g，加蒸馏水溶解使成 25 ml（溶液如显碱性，可滴加硝酸使成中性），再加稀硝酸 10 ml；溶液如不澄清，应滤过；置 50 ml 纳氏比色管中，加蒸馏水使成约 40 ml，摇匀，即得供试液。另取标准氯化钠溶液（10 μg Cl^-/ml）6.0 ml，置 50 ml 纳氏比色管中，加稀硝酸 10 ml，加蒸馏水使成约 40 ml，摇匀，即得对照品。于供试液与对照液中，分别加入硝酸银试液 1.0 ml，用蒸馏水稀释使成 50 ml，摇匀，在暗处放置 5 min。同置黑色背景上，从比色管上方向下观察、比较，供试溶液不得比对照溶液更浓（0.010%）。

5. 硫酸盐　取本品 2.0 g，加蒸馏水溶解使成约 40 ml（溶液如显碱性，可滴加 HCl 溶液使成中性）；溶液如不澄清，应滤过；置 50 ml 纳氏比色管中，加稀盐酸 2 ml，摇匀，即得供试溶液。另取标准硫酸钾溶液（100 μg SO_4^{2-}/ml）2.0 ml 置 50 ml 纳氏比色管中，加蒸馏水使成约 40 ml，加稀盐酸 2 ml，摇匀，即得对照溶液；于供试溶液与对照溶液中，分别加入 25% 氯化钡溶液 5 ml，用蒸馏水稀释使成 50 ml，充分摇匀，放置 10 min，同置黑色背景上，从比色管上方向下观察、比较，供试溶液不得比对照溶液更浓（0.010%）。

6. 亚硫酸盐与可溶性淀粉　取本品 1.0 g，加蒸馏水 10 ml 溶解后，加碘试液 1 滴，应即显黄色。

7. 铁盐　取本品 2.0 g，加蒸馏水 20 ml 溶解后，加硝酸 3 滴，缓缓煮沸 5 min，放冷，加蒸馏水稀释成 45 ml，加硫氰酸铵溶液（30→100）3 ml，摇匀，如显色，与标准铁溶液 2.0 ml 用同一方法制成的对照液比较，不得更深（0.001%）。

8. 重金属　取 50 ml 纳氏比色管两支，甲管中加标准铅溶液（10 μg Pb^{2+}/ml）一定量与乙酸盐缓冲液（pH 3.5）2 ml 后，加蒸馏水稀释成 25 ml。取本品 4.0 g，置于乙管中，加蒸馏水 23 ml 溶解后，加乙酸盐缓冲液（pH 3.5）2 ml；再在甲、乙两管中分别加硫代乙酰胺试液各 2 ml，摇匀，放置 2 min，同置白纸上，自上向下透视，乙管中显出的颜色与甲管比较，不得更深（含重金属不得超过百万分之五）。

9. 砷盐　取本品 2.0 g 置试砷器中，加蒸馏水 5 ml 溶解，加稀硫酸 5 ml 与 KBr 试液 0.5 ml，置水浴上加热约 20 min，应保持过量的溴存在，必要时，再补加 KBr 试液适量，并随时补充蒸散的水分。放冷，加 HCl 溶液 5 ml 与蒸馏水适量使成 28 ml，加碘化钾试液 5 ml 与酸性氯化亚锡试液 5 滴。在室温放置 10 min 后，加锌粒 2 g，迅速将瓶塞塞紧（瓶塞上已装好有乙酸铅棉花及溴化汞试纸的试砷器），并在 25 ~ 40 ℃的水溶液中反应 45 min，取出溴化汞试纸，将生成的砷斑与一定量标准砷溶液制成的标准砷斑比较，颜色不得更深（≤ 0.0001%）。

标准砷斑的制备：精密量取标准砷溶液（1 μg/ml）2 ml，置另一试砷器中，加 HCl 溶液 5 ml 与蒸馏水 21 ml，照上述方法，自"加碘化钾试液 5 ml……"起依法操作，即得标准砷斑。

10. 干燥失重　取本品，混合均匀（如为较大的结晶，应迅速捣碎使成 2 mm 以下的小粒），取 1 ~ 2 g，置于在供试品同样条件下干燥至恒重的扁形称瓶中，精密称定，在 105 ℃干燥至恒重。根据减失的重量和取样量计算供试品的干燥失重。减失重量不得过 9.5%。

11. 蛋白质　取本品 1.0 g，加蒸馏水 10 ml 溶解后，加磺基水杨酸溶液（1→5）3 ml，不得发生沉淀。

【注意事项】

1. 限度检查应遵循平行操作原则，即供试品与对照品的实验条件应尽可能一致，包括实验用具的选择、试剂与试液的量取方法及加入顺序、反应时间的长短等。

2. 比色、比浊前应使比色管内试剂充分混匀。比色方法是将两管同置于白色背景上，从侧面或自上而下观察；比浊方法是将两管同置于黑色背景上，从上向下垂直观察。所用比色管刻度高低差异不应超过 2 mm，使用过的比色管应及时清洗，注意不能用毛刷刷洗，可用铬酸洗液浸泡。

3. 一般情况下可取 1 份供试品进行检查。如结果不符合规定或在限度边缘时，对供试品和对照管各复检 2 份，方可判定。

4. 砷盐检查注意事项如下。

（1）新购置的试砷器使用前应检查是否符合要求，可将所有试砷器依法制备标准砷斑，所得砷斑应显色一致，同一套仪器应能辨别出标准砷溶液 1.5 ml 与 2.0 ml 所呈砷斑的差异。所使用的试砷器和试药应按本法作空白试验，均不得生成砷斑或生成可辨认的斑痕。

（2）不能用定性滤纸制备溴化汞滤纸，因为所显的砷斑色暗，梯度不规律，应采用质地疏松的定量滤纸制作。应用镊子取用溴化汞试纸，不可用手接触生成砷斑部分。

（3）应使用干燥的导气管。

（4）锌粒的大小以通过一号筛为宜。

（5）砷斑遇光、热、湿气即变浅或褪色。如需保存，可将砷斑在石蜡饱和的石油醚溶液中浸过晾干或避光置于干燥器内，也可将砷斑用滤纸包好夹在记录本中保存。

（6）反应时温度应保持在 25 ~ 40 ℃。反应时间为 45 min。

（7）所取的试砷器、标准管与供试管应力求一致，注意选管的长短，自瓶内液面到溴化汞试纸的距离应相同，管的内径应相同。试砷器加入约 5 cm 长的乙酸铅棉花，置于 1/2 管长以上。

（8）检查中加 KBr 试液的目的是氧化以破坏葡萄糖的环状结构（据有关报告，糖精钠、葡萄糖、水杨酸、磺胺等环状有机化合物如不经有机破坏，则所显砷斑均较浅），故在加热 20 min 内必须保持稍过量的溴存在，20 min 后要继续加热把溴赶完，并同时作一空白作标准砷斑用。

（9）实验中规定"按干燥品（或无水物，或无溶剂）计算"时，除另有规定外，应取未经干燥（或未去水，或未去溶剂）的供试品进行试验，并将计算中的取用量按检查项下测得的干燥失重（或水分，或溶剂）扣除。

$$干燥失重=\frac{（扁形称量瓶+样品瓶）-（扁形称量瓶+干燥样品重）}{（扁形称量瓶+样品重）-称量瓶}\times100\%$$

【思考题】

1. 鉴别检查在药品质量控制中的意义及一般杂质检查的主要项目是什么？

2. 比色、比浊操作应遵循的原则是什么？

3. 古蔡氏检砷法中所加各试剂的作用与操作注意点是什么？

4. 根据样品取用量、杂质限量及标准砷溶液的浓度，计算标准砷溶液的取用量。

实验十　葡萄糖注射液的含量测定

【实验目的】

1. 掌握比旋度的概念和旋光法测定旋光性物质含量的原理与计算方法。

2. 掌握折光法测定葡萄糖注射液含量的原理与计算方法。

3. 掌握快速分析法（剩余碘量法）测定葡萄糖含量的基本原理和方法。

【实验原理】

1. 旋光法　葡萄糖为旋光性药物，其比旋度 [α] 为+52.5°，用旋光计测出样品溶液的旋光度（α）后，根据公式可计算含量。

$$c = \frac{100\alpha}{[\alpha]_D^t L}$$

式中，t 为待测定时的温度（℃）；D 为钠光谱的 D 线；L 为测定管长度。本实验 $L=2$ dm；$[\alpha]_D^{25}=52.5°$。

2. 折光法 光线自一种透明介质进入另一种透明介质时，由于两种介质的密度不同，光的进行速度发生变化，即发生折射现象。一般折射率系指光线在空气中进行的速度与在供试品中进行速度的比值。折射率以 n_D^t 表示，D 为以钠光的 D 线作光源，t 为测定时的温度，P 为每 100 ml 溶液中含试样的质量（g），F 为折射率因数。折射率与水溶液中溶质溶液的关系可用下式表示：

$$P = \frac{n_D^t - n_{D水}^t}{F}$$

20 ℃蒸馏水的折射率为 1.3330，20 ℃葡萄糖注射液的折射率为 0.001 42，所以测定 20 ℃时供试液葡萄糖注射液的折射率，即可求得其含量。

3. 剩余碘量法

（1）葡萄糖为一醛糖，具有还原性。在碱性介质中，过量的标准碘溶液将葡萄糖氧化成葡萄糖酸。剩余碘量法即在酸性介质中用硫代硫酸钠回滴。反应式如下：

$$I_2+2NaOH \longrightarrow NaIO+NaI+H_2O$$
$$CH_2OH(CHOH)_4CHO+NaIO+NaOH \longrightarrow CH_2OH(CHOH)_4COONa+NaI+H_2O$$
$$3NaIO \longrightarrow NaIO_3+2NaI$$

（2）过量的 I_2 一部分与 NaOH 反应生成 NaIO，继而进一步氧化成 $NaIO_3$，一部分由于碱量不足仍以游离碘形式存在。加酸酸化后，又全部还原以碘的形式存在。剩的碘液用酸中和后，用硫代硫酸钠标准液反滴定。

$$I_2+2NaOH \longrightarrow NaIO+NaI+H_2O$$
$$3NaIO \longrightarrow NaIO_3+2NaI$$
$$NaIO_3+5NaI+3H_2SO_4 \longrightarrow 3I_2+3Na_2SO_4+3H_2O$$

（3）硫代硫酸钠回滴

$$I_2+2Na_2S_2O_3 \longrightarrow 2NaI+Na_2S_4O_6$$

【仪器和试剂】

1. 仪器 自动指示旋光仪，阿贝折光仪，容量瓶（25 ml，100 ml），碘量瓶（25 ml）等。

2. 试剂 5% 葡萄糖注射液，氨试液，I_2 滴定液（0.1 mol/L），NaOH 溶液（1 mol/L），HCl 溶液（1 mol/L），硫代硫酸钠溶液（0.1 mol/L），淀粉指示剂等。

【实验步骤】

1. 旋光法测定葡萄糖注射液的含量 精密量取本品适量（约相当于葡萄糖 10 g），置 100 ml 容量瓶中，加氨试液 0.2 ml（10% 或 10% 以下规格的本品可直接取样测定），用蒸馏水稀释至刻度，摇匀，静置 10 min，得供试液。用读数至 0.01 并经过检定的自动指示旋光仪测定旋光度，测定管（长度为 2 dm）用供试液冲洗数次，缓缓注入供试液适量（注意勿使发生气泡），置于旋光仪内检测读数，记录旋光度（α），同法读取旋光度 3 次，取 3 次的平均值作为样品的旋光度。测得的旋光度与 2.0852 相乘，即得 100 ml 供试液中含葡萄糖（$C_6H_{12}O_6 \cdot H_2O$）的量（g）。

$$供试液中葡萄糖占标示量的百分比 = \frac{\alpha \times 2.0852}{标示量} \times 100\%$$

《中国药典》规定含葡萄糖 $C_6H_{12}O_6 \cdot H_2O$ 应为标示量的 95.0% ～ 105.0%。

2. 折光法测定葡萄糖的含量 折光仪校正:将阿贝折光仪置于光线充足的台面上,打开棱镜的锁扣。分开两面棱镜,用擦镜纸将镜面轻轻拂拭清洁后(或用少量乙醚清洁镜面,挥干乙醚),在下面棱镜中央滴加蒸馏水 1 ~ 2 滴,闭合棱镜,锁紧锁扣。将反射镜对准光线,调节反射镜和目镜的焦距,使目镜中十字线清晰。同时打开刻度标尺一侧圆盘上的小反光镜,使刻度标尺上读数清晰。转动补偿棱镜的旋钮,消除彩虹,使明暗分界线清晰。调节读数旋钮,使标尺读数等于测定温度时水的折射率(1.3330),然后用折光仪上带有的小钥匙,插入镜筒上小孔,轻轻旋转一定角度,使明暗交界线对准十字线交点上,小心取出小钥匙,校正完毕。若需测量在不同温度时的折射率,将温度计旋入温度计座中,接上恒温器通水管,把恒温器的温度调节到所需测量温度,接通循环水,待温度稳定 10 min 后,即可测量。

样品测定:打开棱镜,轻轻擦干镜面上的水渍,滴加样品溶液 1 ~ 2 滴,闭合棱镜,消除彩虹,将明暗交界线对准十字线交点,从刻度标尺上读取折射率,读数应精确至小数点后第四位(最后一位为估计值)。轮流从一边到另一边将分界线对准十字线交点,重复观察及记录读数三次,读数间的差数不应大于 0.0003,取平均值计算注射液的百分含量。

按下式计算 100 ml 供试液中含有的 $C_6H_{12}O_6 \cdot H_2O$ 的质量(g),并计算标示量的百分含量。

$$100 \text{ ml 供试液中 } C_6H_{12}O_6 \cdot H_2O \text{ 的质量} = \frac{n_D^t - n_{D水}^t}{F}$$

3. 剩余碘量法测定葡萄糖的含量 精密量取 5% 葡萄糖注射液 2.0 ml 置于 25 ml 容量瓶中,加蒸馏水稀释至刻度线,摇匀。精密移取上述溶液 5.0 ml 置于 25 ml 碘量瓶中,准确加入 I_2 滴定液 2.5 ml,缓慢滴加 NaOH 溶液(1 mol/L)7 ~ 8 滴(逐滴加入,且边滴边振摇),直至溶液呈浅黄色,将碘量瓶加塞于暗处放置 5 min,加入约 1 ml HCl 溶液(1 mol/L)呈酸性后,以 0.1 mol/L 硫代硫酸钠溶液滴定,临近终点时,加淀粉指示液,继续滴定至蓝色消失即达到滴定终点,平行滴定 3 次,将滴定结果用空白试验校正,计算其含量。

【注意事项】

1. 旋光法

(1)测定管两端的圆玻体,为光学玻璃片,测定前应小心用软纸擦拭,以防磨损。

(2)测定管洗净后,应用供试液荡洗几次,以确保浓度的一致。

(3)供试液应缓缓加入,不能有气泡。加好后,两头密封时勿忘加垫橡皮圈,以免泄漏。

(4)测定完毕,测定管必须立即洗涤,以免两头衬垫的橡皮圈因接触溶剂而发黏。

(5)钠光灯有一定使用寿命,连续使用时间不宜超过 2 h。

(6)供试的液体或固体物质的溶液应不显浑浊或含有混悬的小粒。如有上述情形时,应预先滤过,并弃去初滤液。

(7)物质的比旋度与测定波长、溶剂、浓度和温度等因素有关,因此,表示物质的比旋度时应注明测定条件。

2. 折光法 用阿贝折光仪测出样品的折射率,根据公式可计算含量。

(1)测定前先用擦镜纸或绸布轻轻擦拭镜面,如有必要可蘸取无水乙醇轻拭镜面,待乙醇挥干后再测定。

(2)测定过程中切勿用玻璃管或硬物接触折光仪的棱镜,以免损伤。

(3)测定完毕后,随即用滤纸条吸去供试液,然后滴加蒸馏水于棱镜上,再用滤纸条吸干(勿擦),反复洗涤 3 次,最后用擦镜纸轻轻擦拭干净。

3. 剩余碘量法

(1)快速分析法适合于药房快速检验,其要求是速度快,检品消耗量少,效率高(定性分析只需 1 min,定量分析不超过 5 ~ 10 min),含量测定一般为限度测定,即在药房调配允许误差范围内，以事先所计算的上下限滴定液理论用量进行滴定，在此范围以内即可。

（2）快速定量分析不同于常量分析，取样量较少，常用容量测定法，一般固体药物取 0.05 ～ 0.15 g，液体药物取 0.5 ～ 2.0 ml，油膏类药物则不超过 1.0 g，本实验取葡萄糖注射液（5%）2.0 ml 进行分析。

（3）实验最适温度为 15 ～ 30 ℃。

【思考题】

1. 旋光仪、折光仪的结构及正确使用方法是什么？

2. 简述旋光法计算葡萄糖含量时，计算因素 2.0852 的由来。

3. 在旋光分析时，为什么要加入氨试液并放置 10 min 后才测定旋光度？

4. 从基本原理和测定结果比较三种方法的优缺点。

实验十一　药用 NaOH 的测定

【实验目的】

1. 掌握双指示剂法测定混合碱各组分含量的原理和方法。

2. 掌握酸碱滴定法测定药用 NaOH 的实验操作。

【实验原理】　NaOH 易吸收空气中的 CO_2 而部分转化为 Na_2CO_3，即形成 NaOH 和 Na_2CO_3 的混合物。欲用 HCl 标准溶液测定此混合碱中各组分的含量，可根据滴定过程中 pH 变化的情况，选用两种不同指示剂分别指示第一、第二计量点，即"双指示剂法"。

测定时，先在混合碱溶液中加入酚酞指示剂，用 HCl 标准溶液滴定至第一计量点（酚酞变色）。此时 NaOH 完全被中和，而 Na_2CO_3 则被中和了一半，共消耗 HCl 标准溶液体积为 V_1。其滴定反应为

$$NaOH+HCl \Longrightarrow NaCl+H_2O$$

$$Na_2CO_3+HCl \Longrightarrow NaHCO_3+NaCl$$

在此溶液中再加入甲基橙指示剂，继续滴定至第二计量点（甲基橙变色），此时 $NaHCO_3$ 进一步被中和为 CO_2，消耗 HCl 标准溶液体积为 V_2。其滴定反应为

$$NaHCO_3+HCl \Longrightarrow NaCl+CO_2\uparrow+H_2O$$

据此可知，混合碱（总碱量）消耗的 HCl 标准溶液体积为 V_1+V_2，其中 NaOH 消耗的体积为 V_1-V_2，Na_2CO_3 消耗的体积为 $2V_2$。

【仪器和试剂】

1. 仪器　酸式滴定管（25 ml），锥形瓶（150 ml），移液管（10 ml），量筒（50 ml），烧杯（100 ml），容量瓶（100 ml）等。

2. 试剂　HCl 标准溶液（0.1 mol/L），酚酞指示剂，甲基橙指示剂，药用 NaOH 试样（或 NaOH 与 Na_2CO_3 的混合溶液），蒸馏水等。

【实验步骤】

1. 精密称取本品约 0.4 g，置烧杯（100 ml）中，加少量蒸馏水溶解后，定量转移至容量瓶（100 ml）中，加蒸馏水稀释至刻度，摇匀。

2. 精密量取上述试液 25 ml 于锥形瓶（150 ml）中，加蒸馏水 25 ml，酚酞指示剂 2 滴，用 HCl 标准溶液（0.1 mol/L）滴定至红色刚刚消失，记下所消耗 HCl 标准溶液（0.1 mol/L）的体积（V_1）；然后加入甲基橙指示剂 2 滴，继续用 HCl 标准溶液（0.1 mol/L）滴定至溶液由黄色变成橙色，记下第二次滴定所消耗 HCl 标准溶液（0.1 mol/L）的体积（V_2）。按下式求算样品中 NaOH 和 Na_2CO_3 的百分含量（M_{NaOH}=40.00，$M_{Na_2CO_3}$=106.0）。

$$w_{NaOH} = \frac{c_{HCl} \times (V_1 - V_2) \times M_{Na_2CO_3}}{m \times \dfrac{25}{100} \times 2000} \times 100\%$$

$$w_{Na_2CO_3} = \frac{c_{HCl} \times 2V_2 \times M_{Na_2CO_3}}{m \times \dfrac{25}{100} \times 2000} \times 100\%$$

【注意事项】

1. NaOH 试样（或试液）不应久置于空气中，否则易吸收 CO_2 使 Na_2CO_3 的含量偏高。因此，凡可能使样品暴露于空气中的实验环节（如称样、转移、量取等）均应迅速进行。

2. 本实验第一计量点以酚酞为指示剂时，终点颜色为红色刚刚消失，其颜色变化为粉红色→淡红色→无色，中间淡红色过渡较长，不易判断。因此滴定宜在白色背景上方进行，近终点时要适当放慢滴定速度，并仔细观察。

3. 在达到第一计量点之前，如果滴定速度太快，摇动不均匀，可能致使溶液中 HCl 局部过浓，引起 $NaHCO_3$ 迅速转变为 H_2CO_3（CO_2），从而带来测定误差。

4. 接近第二计量点时，要充分旋摇，以防止形成 CO_2 的过饱和溶液，使终点提前。

【思考题】

1. 用 HCl 标准溶液滴定至酚酞变色时，如超过终点可否用碱标准溶液回滴？试说明原因。

2. 若样品是 Na_2CO_3 和 $NaHCO_3$ 的混合物，写出测定流程和各组分百分含量的计算式。

3. 如何判断混合碱的组成（即混合碱是由 $NaOH$、Na_2CO_3、$NaHCO_3$ 中哪两种组成的）？

4. 如果 NaOH 标准溶液在保存过程中吸收了空气中的 CO_2，用该标准溶液滴定 HCl 溶液时，以甲基橙及酚酞为指示剂分别进行滴定，测定结果是否相同？为什么？

实验十二　药用硼砂的测定

【实验目的】

1. 掌握酸碱滴定法测定硼砂的原理和方法。

2. 熟悉甲基红指示剂滴定终点的判定。

【实验原理】　本实验采用酸碱滴定法测定药用硼砂含量。硼砂（$Na_2B_4O_7 \cdot 10H_2O$）是强碱弱酸盐，而其滴定产物硼酸（H_3BO_3）是极弱酸（$K_a = 5.4 \times 10^{-10}$），因此可用 HCl 标准溶液直接进行滴定。其滴定反应为

$$Na_2B_4O_7 + 2HCl + 5H_2O \longrightarrow 2NaCl + 4H_3BO_3$$

在计量点前，酸度很弱，计量点后，HCl 稍过量时溶液 pH 急剧下降，形成突跃。计量点时 pH=5.1，可选用甲基红为指示剂。

【仪器和试剂】

1. 仪器　酸式滴定管（25 ml），锥形瓶（250 ml），量筒（100 ml）等。

2. 试剂　硼砂（药用），HCl 标准溶液（0.1 mol/L），甲基红指示剂（0.1% 乙醇溶液），蒸馏水等。

【实验步骤】　取本品约 0.4 g，精密称定，加蒸馏水 50 ml 使溶解（必要时加热），加甲基红指示剂（0.1% 乙醇溶液）2 滴，用 HCl 标准溶液（0.1 mol/L）滴定至溶液由黄色变为橙色为终点。按下式计算硼砂的百分含量（$M_{Na_2B_4O_7 \cdot 10H_2O} = 381.37$）。

$$w_{Na_2B_4O_7 \cdot 10H_2O} = \frac{c_{HCl} \times V_{HCl} \times M_{Na_2B_4O_7 \cdot 10H_2O}}{m \times 2000} \times 100\%$$

式中，c_{HCl} 为 HCl 标准溶液浓度（mol/L）；V_{HCl} 为所用 HCl 标准溶液体积（ml）；m 为硼砂质量（g）。

【注意事项】

1. 硼砂不易溶解，必要时可加热使溶解，冷却后再滴定。

2. 滴定终点应为橙色，若偏红，则滴定过量，使结果偏高。

【思考题】

1. 乙酸钠与硼砂均为强碱弱酸盐，能否用 HCl 标准溶液直接滴定乙酸钠？为什么？

2. 用 HCl 标准溶液（0.1 mol/L）滴定硼砂，计量点时 pH 为多少？

3. 硼砂若部分风化，则测定结果偏高还是偏低？

实验十三 亚硝酸钠法测定注射用盐酸普鲁卡因含量

【实验目的】

1. 掌握亚硝酸钠法测定注射用盐酸普鲁卡因含量的实验原理。

2. 掌握注射剂的含量测定步骤及其计算方法。

3. 掌握永停滴定法指示终点的原理及操作。

【实验原理】 电位滴定法是以滴定过程中电池电动势的突变确定滴定终点的方法。盐酸普鲁卡因分子结构中具有芳伯氨基，在酸性条件下，可与亚硝酸钠发生定量反应生成重氮盐，反应式如下：

$$Ar-NH_2 + NaNO_2 + 2HCl \longrightarrow Ar-N_2^+Cl^- + NaCl + 2H_2O$$

亚硝酸钠法的滴定终点可以采用内指示剂法、外指示剂法、永停滴定法等确定。内指示剂法指示滴定终点，选用中性红作为指示剂，视重氮盐有无颜色加入适量指示剂（通常无色加 1～5 滴，有色则加 8～10 滴），在近终点时加入，此时溶液呈紫红色，继续滴定并不断振摇，紫红色渐褪，当溶液突变为蓝色时即为终点。外指示剂法指示滴定终点，常用的为碘化钾-淀粉糊剂或试纸，到达滴定终点时，以稍过量的亚硝酸钠氧化碘化钾，析出的碘遇淀粉即变蓝，反应式如下：

$$2NaNO_2 + 2KI + 4HCl \longrightarrow 2NO\uparrow + I_2 + 2KCl + 2NaCl + 2H_2O$$

【仪器和试剂】

1. **仪器** 永停滴定装置，电磁搅拌器，滴定管（50 ml），烧杯（150 ml）等。

2. **试剂** 注射用盐酸普鲁卡因，亚硝酸钠滴定液（0.1 mol/L），中性红指示剂，淀粉-碘化钾指示液，KBr，HCl 溶液（1→2），蒸馏水等。

【实验步骤】 精密量取适量注射用盐酸普鲁卡因粉末（约相当于盐酸普鲁卡因 0.6 g）共三份，分别加蒸馏水 40 ml 与 HCl 溶液（1→2）15 ml，置电磁搅拌器上搅拌使溶解，再分别加入 KBr 2 g，然后：

第一份将滴定管插入液面下约 2/3 处，在 15～20 ℃，用亚硝酸钠滴定液（0.1 mol/L）迅速滴定，随滴随搅，近终点时将滴定管尖端提出液面，用少量蒸馏水淋洗尖端，洗液并入溶液中，加入中性红指示剂 1 滴，继续缓缓滴定，此时每加入一滴滴定液应搅拌 1 min 左右，至溶液显淡蓝色即为终点，记录消耗的滴定液体积。

第二份将滴定管尖端插入液面下约 2/3 处，在 15～20 ℃，用亚硝酸钠滴定液（0.1 mol/L）迅速滴定，随滴随搅，至近终点时将滴定管尖端提出液面，用少量蒸馏水淋洗尖端，洗液并入溶液中，继续缓缓滴定，每加入一滴滴定液应充分搅拌然后以玻璃棒蘸取少量被测溶液，在涂有淀粉-碘化钾指示液的白瓷板上轻轻划过，若立即出现蓝色条痕，即为终点，记录消耗的滴定液体积。

　　第三份照永停滴定法插入铂-铂电极后，将滴定管尖端插入液面下约 2/3 处，用亚硝酸钠滴定液（0.1 mol/L）迅速滴定，随滴随搅拌，至近终点时将滴定管尖端提出液面，用少量蒸馏水淋洗尖端，洗液并入溶液中，继续缓缓滴定，至电流计指针突然偏转不再回复，即为终点，记录消耗的滴定液体积。

　　《中国药典》规定，每 1 ml 亚硝酸钠滴定液（0.1 mol/L）相当于 27.28 mg 的 $C_{13}H_{20}N_2O_2 \cdot HCl$；本品为盐酸普鲁卡因的灭菌粉末，按平均装量计算，含盐酸普鲁卡因（$C_{13}H_{20}N_2O_2 \cdot HCl$）应为标示量的 95.0% ～ 105.0%。

【注意事项】

　　1. 重氮化反应速度会受酸碱度的影响，因此，应严格按照实验条件加入 HCl 溶液，并将温度控制在 15 ～ 20 ℃。

　　2. 为避免滴定过程中亚硝酸钠挥发和分解，无论采用何种确定终点方法，均应：在滴定开始时将滴定管尖端插入液面下约 2/3 处，一次将大部分亚硝酸钠滴定液在适当搅拌条件下迅速加入，使其尽快反应；至近终点时，将滴定管尖端提出液面，用少量蒸馏水淋洗尖端，缓缓滴定，因尚未反应的芳伯氨基药物的浓度极稀，须在最后一滴滴定液加入后，搅拌 1 ～ 5 min，再确定终点是否真正到达。

　　3. 采用外指示剂法确定终点，若供试品溶液酸性较强，则在接近却未达到终点时，碘化钾也会遇光被空气氧化游离出碘，遇淀粉显蓝色，导致终点误判。此外，多次外试也会损失供试品加大误差。为避免这些误差，可以预先计算滴定溶液的理论消耗量，在接近理论消耗量前缓缓滴定，仔细观察滴定终点。

　　4. 铂电极的灵敏度直接影响测定结果，滴定前必须活化处理。

　　5. 测定注射用无菌粉末的含量，应取供试品 5 瓶（支），除去标签、铝盖，容器外壁用乙醇擦净，干燥，开启时注意避免玻璃屑等异物落入容器中，分别迅速精密称定，倾出内容物，容器用蒸馏水或乙醇洗净，在适宜条件下干燥后，再分别精密称定每一容器的重量，求出每瓶（支）的装量与平均装量。若装量差异合格，则精密称取倾出的内容物适量，依法测定。

【思考题】

　　1. 本实验的含量测定利用了盐酸普鲁卡因的某一官能团，这官能团是什么？如何借其进行鉴别、含量测定？

　　2. 亚硝酸钠法测定含量时，为何要加入 KBr？

　　3. 采用外指示剂法确定终点时，为何特别强调"若立即出现蓝色条痕，即为终点"？若稍待片刻出现蓝色条痕，是否可以判断到达终点？为什么？

　　4. 比较三种终点指示方法，判断哪种方法为最佳方法？为什么？

实验十四　磺胺嘧啶的重氮化测定

【实验目的】

　　1. 掌握永停滴定法在重氮化滴定中的原理和基本操作。

　　2. 掌握亚硝酸钠标准溶液配制与标定的方法。

　　3. 进一步熟悉永停滴定法装置和终点的确定。

【实验原理】　本实验采用永停滴定法测定磺胺嘧啶含量。磺胺嘧啶是芳伯胺类的药物，它在酸性介质中可与亚硝酸钠定量完成重氮化反应而生成重氮盐，反应如下：

计量点前，溶液中无可逆电对，无电流产生，检流计指针停在零位（或接近于零位）；计量点后，稍过量的亚硝酸钠使溶液中有 HNO_2/NO（HNO_2 分解产物）可逆电对存在，在两铂电极上发生如下电极反应：

阳极 $\qquad\qquad\qquad NO+H_2O \rightleftharpoons HNO_2+H^++e$

阴极 $\qquad\qquad\qquad HNO_2+H^++e \rightleftharpoons NO+H_2O$

因此，在计量点时，电路由原来的无电流通过变为有电流通过，检流计指针偏转并不再回复，从而指示滴定终点。

用基准物质对氨基苯磺酸标定亚硝酸钠标准溶液时，对氨基苯磺酸与亚硝酸钠发生如下重氮化反应：

$$HO_3S-\!\!\!\!\langle\bigcirc\rangle\!\!\!\!-NH_2+NaNO_2+2HCl \longrightarrow \left[HO_3S-\!\!\!\!\langle\bigcirc\rangle\!\!\!\!-N\!\!=\!\!N\right]^+Cl^-+NaCl+2H_2O$$

同样可用永停滴定法确定滴定终点。

【仪器和试剂】

1. 仪器 铂电极、灵敏检流计、电磁搅拌器、电位计（或 pH 计等）、干电池（1.5 V）、电阻（5 kΩ）、电阻箱（或 500 Ω 可变电阻）、滴定管等。

2. 试剂 亚硝酸钠标准溶液（0.1 mol/L），HCl 溶液（6 mol/L），对氨基苯磺酸（基准物质），浓氨试液，淀粉-碘化钾糊（或试纸），KBr（AR），磺胺嘧啶（原料药），蒸馏水等。

【实验步骤】

1. 安装永停滴定装置 按图 5-1 操作，E、E′ 为铂电极，G 为灵敏检流计，B 为 1.5 V 干电池，R_1 为电阻（5 kΩ），R_2 为电阻箱，调节 R_2 可得所需外加电压。本实验外加电压为 30 ～ 60 mV，电阻值为 100 ～ 200 Ω。

2. 亚硝酸钠标准溶液（ 0.1 mol/L ）的配制与标定

（1）配制：取亚硝酸钠 7.2 g，加无水 Na_2CO_3 0.10 g，加蒸馏水适量使溶解成 1000 ml，摇匀。

（2）标定：取在 120 ℃ 干燥至恒重的基准物质对氨基苯磺酸（$C_6H_7O_3NS$）约 0.5 g（m_1），精密称定，加蒸馏水 30 ml 及浓氨试液 3 ml，溶解后，加 HCl 溶液（6 mol/L）20 ml，搅拌，在 30 ℃ 以下用亚硝酸钠标准溶液迅速滴定；滴定时，先将滴定管尖端插入液面下约 2/3 处，随滴随搅拌；至近终点时，再将滴定管尖端提出液面，用少量蒸馏水洗涤尖端，洗液并入溶液中，继续缓缓滴定，至检流计指针发生偏转并持续 1 min 不回复，即为终点。记录滴定所用亚硝酸钠标准溶液的体积（V_1）。

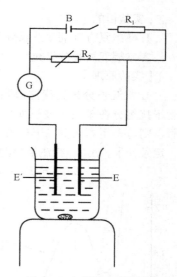

图 5-1 永停滴定装置图

3. 磺胺嘧啶含量测定 取磺胺嘧啶（原料药）约 0.5 g（m_2），精密称定，加蒸馏水 40 ml 与 HCl 溶液（6 mol/L）15 ml，搅拌使溶解，再加 KBr 2 g，插入铂-铂电极后，将滴定管尖端插入液面下约 2/3 处，用亚硝酸钠标准溶液迅速滴定，随滴随搅拌；至近终点时，再将滴定管尖提出液面，用少量蒸馏水洗涤尖端，洗液并入溶液中，继续缓缓滴定，至检流计指针发生偏转并持续 1 min 不回复，即为终点。记录滴定所用亚硝酸钠标准溶液的体积（V_2）。同时用外指示剂淀粉-碘化钾糊（或试纸）确定终点，并将两种确定终点的方法加以比较。

重复上述实验，但不加 KBr，比较滴定终点情况。

4. 数据处理

（1）亚硝酸钠标准溶液（0.1 mol/L）浓度（c_{NaNO_2}）按下式计算（$M_{C_6H_7O_3NS}$＝173.19）

$$c_{NaNO_2} = \frac{m_1 \times 1000}{V_1 \times M_{C_6H_7O_3NS}}$$

（2）磺胺嘧啶原料药含量（$w_{C_{10}H_{10}N_4O_2S}$）按下式计算（$M_{C_{10}H_{10}N_4O_2S}$＝250.28）

$$w_{C_{10}H_{10}N_4O_2S} = \frac{c_{NaNO_2} \times V_2 \times M_{C_{10}H_{10}N_4O_2S}}{m_2 \times 1000} \times 100\%$$

【注意事项】

1. 对氨基苯磺酸难溶于水，加入浓氨试液，待样品完全溶解后方可用 HCl 溶液酸化。

2. 滴定开始时,滴定速度稍快,近终点时,速度要慢,仔细检查检流计指针偏转的突跃现象。

3. 用外指示剂淀粉-碘化钾糊或淀粉-碘化钾试纸时,滴定液接触糊状物薄层（或试纸）时,若立即变蓝色,即到终点,若不立即变蓝,未到达终点（试纸或糊后来变蓝是空气氧化的结果）。

【思考题】

1. 配制亚硝酸钠标准溶液时，为什么要加适量的 Na_2CO_3？

2. 用永停滴定法和外指示剂法确定终点时，应注意什么问题？各有什么优缺点？

3. 磺胺嘧啶含量测定时，加入 KBr 的目的是什么？与不加 KBr 比较有何不同？

实验十五　双波长分光光度法测定复方磺胺甲噁唑片中磺胺甲噁唑的含量

【实验目的】

1. 熟悉复方制剂双波长分光光度法含量测定的原理。

2. 掌握双波长分光光度法的操作条件及要点。

【实验原理】

1. 双波长分光光度法消除干扰吸收的基本原理　对二元组分混合物中某一组分的测定，若干扰组分在某两个波长处具有相同的吸光度，且待测组分在这两个波长处的吸光度差别显著，则可采用本法消除干扰组分的吸收，直接测定混合物在此两波长处的吸光度差值 ΔA。在一定条件下，ΔA 与待测组分的浓度呈正比，与干扰组分浓度无关。可用如下数学式表达：

$$\Delta A_{\lambda_1\lambda_2} = A_{\lambda_1}^{a+b} - A_{\lambda_2}^{a+b} = A_{\lambda_1}^{a} - A_{\lambda_2}^{a} + A_{\lambda_1}^{b} - A_{\lambda_2}^{b} = \Delta E^a \cdot C_a \cdot l + \Delta E^b \cdot C_b \cdot l$$

此处设 b 为干扰物，在所选波长 λ_1 和 λ_2 处的吸光度相等。

2. 双波长分光光度法测定复方磺胺甲噁唑片中磺胺甲噁唑（SMZ）含量的基本原理　复方磺胺甲噁唑片每片含 SMZ 0.360 ~ 0.440 g 及甲氧苄啶（TMP）72.0 ~ 88.0 mg。SMZ 和 TMP 在 0.4% NaOH 溶液中的紫外吸收光谱如图 5-2 所示。由图 5-2 可见，SMZ 的吸收峰（~ 257 nm）与 TMP 的吸收谷波长相近，而在 TMP 吸收曲线上与其吸光度相等的波长约在 304 nm 处，此处 SMZ 的吸光度较低，因此可通过实验用 TMP 溶液选定 λ_1、λ_2（257nm、304nm 左右）两个波长，再用已知浓度的 SMZ 溶液测定浓度与 ΔA（A_1–A_2）的比例常数 ΔE，即可测定 SMZ 的含量。

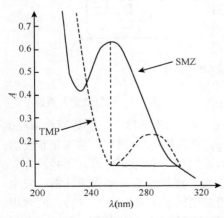

图 5-2　SMZ 和 TMP 在 0.4% NaOH 溶液中的紫外吸收光谱

【仪器和试剂】

1. 仪器 紫外分光光计，石英吸收池，所需玻璃仪器，容量瓶（100 ml）等。

2. 试剂 复方磺胺甲噁唑片，TMP 对照品，SMZ 对照品，无水乙醇（AR），0.4% NaOH 溶液等。

【实验步骤】

1. 对照品溶液的配制 精密称取 105 ℃干燥至恒重的 TMP 对照品约 10 mg，用无水乙醇溶解并定容至 100 ml，量取 2.00 ml 置 100 ml 容量瓶中，用 0.4% NaOH 溶液稀释至刻度，摇匀。取 105 ℃干燥至恒重的 SMZ 对照品约 50 mg，精密称定，同法配制溶液。

2. SMZ 测定波长的选定和 ΔE 的测定 以相应溶剂为空白，以 257 nm 为测定波长 λ_1，再在 304 nm 附近几个波长处测定 TMP 对照品溶液的吸光度，找出吸光度与 λ_1 处相等时波长 λ_2 为参比波长。即 $\Delta A = A_{\lambda_1} - A_{\lambda_2} = 0$。若用双波长仪器，则只需将样品溶液置光路中，固定一个单色器的波长于 λ_1 处，用另一单色器作波长扫描即可找到 λ_2。同法，在 λ_1 和 λ_2 处分别测定 SMZ 对照品溶液的 A_1 和 A_2，用所得的吸光度和溶液的浓度（c）计算 ΔE：

$$\Delta E = \frac{A_1 - A_2}{c} = \frac{\Delta A}{c}$$

3. 复方磺胺甲噁唑片剂中 SMZ 的测定 取复方磺胺甲噁唑片 5 片，精密称定，研细，精密称取适量（约相当于 SMZ 50 mg 与 TMP 10 mg），置 100 ml 容量瓶中，加无水乙醇适量，振摇 15 min 使药物溶解，加无水乙醇稀释至刻度，摇匀，过滤，精密量取续滤液 2 ml 置另一 100 ml 容量瓶中，用 0.4% NaOH 溶液稀释至刻度；在 λ_1 和 λ_2 波长处测定供试品的吸光度 A_3 和 A_4 值，以它们的差值 $\Delta A'$ 计算供试品浓度（$c_{供}$）。

$$c_{供} = \frac{\Delta A'}{\Delta E} \text{（g/100 ml）}$$

再换算成复方磺胺甲噁唑片剂中 SMZ 的标示量含量。

$$
\begin{aligned}
\text{标示量含量} &= \frac{\text{测得量（g/平均每片）}}{\text{标示量（g/片）}} \times 100\% \\[2mm]
&= \frac{c_{供} \times \dfrac{100 \times 100}{100 \times 2}}{\text{称样量（g）}} \times \frac{\text{平均片重（g）}}{\text{标示量（g/片）}} \times 100\% \\[2mm]
&= \frac{c_{供} \times 100}{\text{称样量（g）} \times 2} \times \frac{\text{平均片重（g）}}{\text{标示量（g/片）}} \times 100\%
\end{aligned}
$$

【注意事项】

1. 复方磺胺甲噁唑片处方如下：

SMZ	400 g
TMP	80 g
辅料	适量
制成	1000 片

2. 为使药物溶解完全，应振摇 15 min，然后滤去滑石粉等不溶物，否则影响测定。

3. 吸光度最好读数 3 次，按其平均值计算，以消除仪器偶然误差带来的影响。

4. 吸收池用毕应充分洗净保存。关闭仪器，检查干燥剂及防尘措施。

【思考题】

1. 双波长分光光度法测定复方药物制剂含量的波长选择原则是什么？

2. 能否采用双波长分光光度法测定复方磺胺甲噁唑片中 TMP 的含量？如果可行，试设计复方磺胺嘧啶片中 TMP 含量测定的方法。

实验十六　H_2O_2 的测定

【实验目的】

1. 掌握 $KMnO_4$ 法测定 H_2O_2 的原理和方法。

2. 进一步掌握 $KMnO_4$ 法的操作。

3. 熟悉液体样品的含量表示方法。

【实验原理】
H_2O_2 既有氧化性，又有还原性。在稀酸溶液中，H_2O_2 能被氧化剂 $KMnO_4$ 定量地氧化成 O_2 和 H_2O，因此可用 $KMnO_4$ 法直接测定 H_2O_2 的含量。其反应如下：

$$2MnO_4^- + 5H_2O_2 + 6H^+ \Longrightarrow 2Mn^{2+} + 5O_2 + 8H_2O$$

上述反应开始时较慢，由于反应产物 Mn^{2+} 起自催化作用，故随 Mn^{2+} 的生成，反应速度逐渐加快。计量点后，稍过量的 $KMnO_4$ 呈现的微红色即显示终点到达。

【仪器和试剂】

1. 仪器　酸式滴定管（棕色，50 ml），容量瓶（100 ml），移液管（1 ml，10 ml），具塞磨口锥形瓶（50 ml），锥形瓶（250 ml）等。

2. 试剂　$KMnO_4$ 标准溶液（0.02 mol/L），30% H_2O_2 溶液（市售），3% H_2O_2 溶液（定量量取市售 30% H_2O_2 溶液，稀释 10 倍，即配成 3% H_2O_2 溶液，储存于棕色试剂瓶中），H_2SO_4 溶液（1 mol/L），蒸馏水等。

【实验步骤】

1. 30% H_2O_2 溶液的测定　精密量取 30% H_2O_2 溶液 1 ml，置储有 5 ml 蒸馏水并已精密称定重量的具塞磨口锥形瓶（50 ml）中，精密称定，定量转移至 100 ml 容量瓶中，加蒸馏水稀释至刻度，摇匀。精密吸取 10 ml 置锥形瓶（250 ml）中，加 H_2SO_4 溶液（1 mol/L）20 ml，用 $KMnO_4$ 标准溶液（0.02 mol/L）滴定至溶液显微红色即达终点。按下式计算 H_2O_2 的含量［w_1（%），式中 $M_{H_2O_2}=34.02$］。

$$w_1 = \frac{c_{KMnO_4} \times V_1 \times 5M_{H_2O_2} \times 10}{m_1 \times 2000} \times 100\%$$

式中，c_{KMnO_4} 为所用 $KMnO_4$ 标准溶液浓度（mol/L）；V_1 为所用 $KMnO_4$ 标准溶液体积（ml）；m_1 为 30% H_2O_2 溶液质量（g）。

2. 3% H_2O_2 溶液的测定　精密量取 3% H_2O_2 溶液 1 ml，置储有蒸馏水 20 ml 的锥形瓶中，加 H_2SO_4 溶液（1 mol/L）20 ml，用 $KMnO_4$ 标准溶液（0.02 mol/L）滴定至显微红色即达终点。按下式计算 H_2O_2 的含量［w_2（%），式中 $M_{H_2O_2}=34.02$］。

$$w_2 = \frac{c_{KMnO_4} \times V_2 \times 5M_{H_2O_2}}{m_2 \times 2000} \times 100\%$$

式中，V_2 为所用 $KMnO_4$ 标准溶液体积（ml）；m_2 为 3% H_2O_2 溶液质量（g）。

【注意事项】

1. 在强酸性介质中，$KMnO_4$ 可按下式分解：

$$4MnO_4^- + 12H^+ \Longrightarrow 4Mn^{2+} + 5O_2\uparrow + 6H_2O$$

所以，滴定开始时速度不能太快，以防未反应的 $KMnO_4$ 在酸性溶液中分解。

2. 为了减少 H_2O_2 因挥发、分解所带来的误差，每份 H_2O_2 样品应在测定前量取。

3. 市售 H_2O_2 溶液中常含少量乙酸苯胺或尿素等作为稳定剂，它们有还原性，滴定中会消耗 $KMnO_4$，在此情况下，以采用碘量法测定为宜。

4. H_2O_2 溶液有很强的腐蚀性，防止溅到皮肤和衣物上。

【思考题】

1. 如果是测定工业品 H_2O_2，一般不用 $KMnO_4$ 法，试设计一个更合理的实验方案。

2. 用碘量法测定 H_2O_2 有什么优点？

3. 本实验测定 H_2O_2 时，为什么将市售 30% H_2O_2 溶液稀释后再进行滴定？

4. 用 $KMnO_4$ 溶液测定 H_2O_2 含量时，能否用加热的方法提高反应速度？

实验十七　维生素 B_{12} 吸收光谱的绘制及其注射液的鉴别和测定

【实验目的】

1. 熟练掌握分光光度计的使用方法。

2. 掌握维生素 B_{12} 注射液的鉴定和含量测定的原理和方法。

3. 熟悉绘制吸收曲线的一般方法。

【实验原理】　利用分光光度计能连续变换波长的性能，可以测绘有紫外-可见吸收溶液的吸收光谱（曲线）。虽然由于仪器所能提供的单色光不够纯，得到的吸收曲线不够精密准确，但足以反映溶液吸收最强的光带波段，可用作吸收光谱法选择波长的依据。

维生素 B_{12} 是含钴的有机药物，为深红色结晶，本实验用维生素 B_{12} 的水溶液，浓度约 100 μg/ml，以蒸馏水为空白，绘制紫外-可见光区吸收曲线。维生素 B_{12} 注射液用于治疗贫血等疾病。注射液的标示含量有每毫升含维生素 B_{12} 50 μg、100 μg 或 500 μg 等规格。

维生素 B_{12} 吸收光谱上有三个吸收峰：278 nm±1 nm、361 nm±1 nm 与 550 nm±1 nm，求出其相应的吸光系数，可用它们的比值进行鉴别。因其在 361nm 处的吸收峰干扰因素少，吸收又最强，2020 年版《中国药典》规定以 361 nm±1 nm 处吸收峰的摩尔吸光系数（$E_{1cm}^{1\%}$ 值（207）为测定注射液含量的依据。

【仪器和试剂】

1. 仪器　紫外-可见分光光度计，石英吸收池（1 cm），所需玻璃仪器等。

2. 试剂　维生素 B_{12}（原料药），维生素 B_{12} 注射液（500 μg/ml）等。

【实验步骤】

1. 吸收曲线的绘制　取维生素 B_{12}（原料药）适量，配制成浓度约 100 μg/ml 的水溶液。将此被测溶液与蒸馏水（空白）分别盛装于 1 cm 厚的吸收池中，安置于仪器的吸收池架上，按仪器使用方法进行操作。从波长 200 nm 开始，每隔 20 nm 测量一次，每次用空白调节 100% 透光后测定被测溶液的吸光度。在有吸收峰或吸收谷的波段，以 5 nm（或更小）的间隔测定，必要时重复一次。记录不同波长处的吸光度值。

以波长为横坐标，吸光度为纵坐标，将测得值逐点描绘在坐标纸上并连成光滑曲线，即得吸收曲线。从曲线上可查见溶液吸收最强的光带波长。

2. 注射液的鉴别　取维生素 B_{12} 注射液（500 μg/ml），按照其标示含量，精密吸取一定量，用蒸馏水准确稀释 k 倍，使稀释液每毫升含量约为 25 μg。置石英吸收池中，以蒸馏水为空白，分别在 278 nm±1 nm、361 nm±1 nm 与 550 nm±1 nm 波长处，测定吸光度，由测得数值求：① $E_{1cm}^{1\%}$361 和 $E_{1cm}^{1\%}$278 的比值；② $E_{1cm}^{1\%}$361 和 $E_{1cm}^{1\%}$550 的比值。与 2020 年版《中国药典》规定值比较，得出结论。《中国药典》规定：361 nm 波长处的吸光度与 278 nm 波长处的吸光度的比值应为 1.70～1.88；361 nm 波长处的吸光度与 550 nm 波长处的吸光度的比值应为 3.15～3.45。

3. 定量测定　设鉴别项下在 361 nm±1 nm 波长测得的吸光度为 $A_样$，试液中维生素 B_{12} 的浓度 $c_{B_{12}}$（μg/ml）则可按下式计算：

$$c_{B_{12}}(\mu g/ml)=A_样\times48.31$$

以上计算式可由下法导出：

根据朗伯-比尔定律 $A=Ecl$

$$c_{B_{12}} \text{(g/100 ml)} = \frac{A_{样}}{E_{1cm}^{1\%} \times l} = \frac{A_{样}}{207}$$

将浓度单位换算成 μg/ml 得

$$c_{B_{12}} \text{(μg/ ml)} = \frac{A_{样}}{207} \times \frac{10^6}{100} = A_{样} \times 48.31$$

【注意事项】

1. 绘制吸收曲线时，应注意必须使曲线光滑，尤其在吸收峰处，可考虑多测几个波长。

2. 本实验采用吸光系数法定量，仪器的波长精度对测定结果影响较大。由于仪器的波长精度可能存在误差，因此测定前，应先在仪器上找出 278 nm±1 nm、361 nm±1 nm 与 550 nm±1 nm 三个最大吸收峰的确切波长位置。

3. 本实验用吸光系数法测定维生素 B_{12} 注射液的浓度，在实际工作中，如有合适的标准对照，多用校正曲线法定量。

【思考题】

1. 单色光不纯对于测得的吸收曲线有何影响？

2. 利用邻组同学的实验结果，比较同一溶液在不同仪器上测得的吸收曲线的形状、吸收峰波长及相同浓度的吸光度等有无不同，试作解释。

3. 比较用吸光系数和校正曲线定量方法，你认为哪种方法更好？为什么？

4. 本次试验在 278 nm±1 nm、361 nm±1 nm 与 550 nm±1 nm 处求得的吸光系数，能否作为维生素 B_{12} 的普适常数？为什么？

实验十八 盐酸普鲁卡因或盐酸普鲁卡因注射液的鉴别和检查

【实验目的】

1. 掌握盐酸普鲁卡因鉴别的方法和原理。

2. 掌握薄层层析法用于药物中有关物质限度检查的方法和基本操作。

3. 了解药物溶解度的测定方法和溶解度的表示方法。

4. 了解药品中有关物质的来源及检查的意义。

【实验原理】

盐酸普鲁卡因（$C_{13}H_{20}N_2O_2 \cdot HCl$）为 4-氨基苯甲酸-2-(二乙氨基) 乙酯盐酸盐。按干燥品计算，盐酸普鲁卡因不得少于 99.0%。盐酸普鲁卡因为白色结晶或结晶性粉末；无臭，味微苦，随后有麻痹感。在水中易溶，在乙醇中略溶，在三氯甲烷中微溶，在乙醚中几乎不溶。它的熔点为 154 ~ 157 ℃。

盐酸普鲁卡因注射液是无色的澄明液体，是盐酸普鲁卡因加氯化钠适量使成等渗的灭菌水溶液。含盐酸普鲁卡因（$C_{13}H_{20}N_2O_2 \cdot HCl$）应为标示量的 95.0% ～ 105.0%。其 pH 应为 3.5 ～ 5.0。

【仪器和试剂】

1. **仪器** 电热套，水浴锅，马弗炉，比色管，硅胶 H 薄层板等。

2. **试剂** 盐酸普鲁卡因，盐酸普鲁卡因注射液，石蕊试纸，10% NaOH 溶液，甲基红指示剂，HCl 溶液（37%），过硫酸铵，乙酸盐缓冲液，对氨基苯甲酸对照品，NaOH 滴定液（0.02 mol/L），对二甲氨基苯甲醛溶液，乙醇（95%），稀盐酸，标准铁溶液，苯-冰醋酸-丙酮-甲醇（14：1：1：4）展开剂，蒸馏水，冰醋酸等。

【实验步骤】

1. **盐酸普鲁卡因的鉴别**

（1）本品显芳香第一胺类的鉴别反应。

（2）取本品约 0.1 g，加蒸馏水 2 ml 溶解后，加 10% NaOH 溶液 1 ml，即生成白色沉淀；加热，变为油状物；继续加热，产生的蒸气能使湿润的红色石蕊试纸变为蓝色；热至油状物消失后，放冷，加 HCl 溶液（37%）酸化，即析出白色沉淀。

（3）本品的水溶液显氯化物的鉴别反应。

（4）本品的红外光吸收图谱应与对照的图谱一致。

2. 盐酸普鲁卡因注射液的鉴别　取本品，照盐酸普鲁卡因项下的鉴别（1）、（3）项试验，显相同的反应。

3. 盐酸普鲁卡因的检查

（1）酸度：取本品 0.40 g，加蒸馏水 10 ml 溶解后，加甲基红指示剂 1 滴，如显红色，加 NaOH 滴定液（0.02 mol/L）0.20 ml，应变为橙色。

（2）溶液的澄清度：取本品 2.0 g 加蒸馏水 10 ml 溶解后，溶液应澄清。

（3）干燥失重：取本品适量，在 105 ℃干燥至恒重，减失重量不得过 0.5%。

（4）炽灼残渣：取本品 1.0 g，依法检查，遗留残渣不得过 0.1%。

（5）铁盐：取炽灼残渣项下遗留的残渣，加 HCl 溶液（37%）2 ml，置水浴上蒸干，再加稀盐酸 4 ml，微热溶解后，加蒸馏水 30 ml 与过硫酸铵 50 mg，依法检查。与标准铁溶液 1.0 ml 制成的对照液比较，不得更深（0.001%）。

（6）重金属：取本品 2.0 g，加蒸馏水 15 ml 溶解后，加乙酸盐缓冲液（pH 3.5）2 ml 与蒸馏水适量使成 25 ml，依法检查，含重金属不得过百万分之一。

4. 盐酸普鲁卡因注射液的检查　对氨基苯甲酸：精密量取本品，加乙醇稀释使成每 1 ml 中含盐酸普鲁卡因 2.5 mg 的溶液，作为供试品溶液。另取对氨基苯甲酸对照品，加乙醇制成每 1 ml 中含 30 μg 的溶液，作为对照品溶液，照薄层色谱法试验，吸取上述两种溶液各 10 μl，分别点于以羧甲基纤维素钠为黏合剂的硅胶 H 薄层板上，用苯-冰醋酸-丙酮-甲醇（14∶1∶1∶4）展开剂展开后，取出晾干，用对二甲氨基苯甲醛溶液（2% 对二甲氨基苯甲醛乙醇溶液 100 ml，加冰醋酸 5 ml 制成）喷雾显色。供试品溶液如显与对照品溶液相应的杂质斑点，其颜色与对照品溶液的主斑点比较，不得更深。

【思考题】

1. 盐酸普鲁卡因的鉴别原理是什么？

2. 盐酸普鲁卡因注射液中为什么要检查对氨基苯甲酸？

3. 薄层色谱法检查药物中有关物质的方法通常有哪几种类型？本实验属于哪种？与其他方法有何异同点？

实验十九　导数光谱法测定安钠咖注射液中咖啡因的含量

【实验目的】

1. 掌握用导数光谱法直接测定二元混合物中组分含量的原理和方法。

2. 掌握导数光谱的手工绘制方法。

【实验原理】　一阶导数光谱是（$\Delta A/\Delta\lambda$）-λ 谱图，$\Delta\lambda$ 一般在 1～4 nm。当二元组分的各自零阶光谱完全重叠时，可选择一组分的（$\Delta A/\Delta\lambda$）=0（一阶导数等于 0）处波长作为另一组分的测定波长，由于吸光度具有加合性，其导数同样具有加合性，所以在此波长下测定混合物的吸光度导数值（$\Delta A/\Delta\lambda$），也就是另一组分的吸光度导数值。而吸光度导数值与浓度成正比，式中，ΔE 为百分吸光系数差值：

$$\frac{\Delta A}{\Delta\lambda} = \frac{\Delta E}{\Delta\lambda} \times c \times L$$

所以可以用比较法或校正曲线法测定混合物中某一组分含量。

【仪器和试剂】

1. 仪器 紫外-可见分光光度计,石英吸收池,所需玻璃仪器等。

2. 试剂 苯甲酸钠、咖啡因对照品,安钠咖注射液(每 1 ml 中含无水咖啡因 0.12 g,苯甲酸钠 0.13 g),蒸馏水等。

【实验步骤】

1. 试液配制

(1)苯甲酸钠对照品溶液:取本品约 0.1 g,精密称定,置 100 ml 容量瓶中,用蒸馏水溶解并稀释至刻度,摇匀,作为对照品母液,备用。精密量取对照品母液 5 ml 置 50 ml 容量瓶中,用蒸馏水稀释至刻度,摇匀,作为苯甲酸钠对照品溶液,备用。

(2)咖啡因对照品溶液:取本品约 0.1 g,精密称定,置 100 ml 容量瓶中,用蒸馏水溶解并稀释至刻度,摇匀,作为对照品母液,备用。精密量取对照品母液 10 ml 于 100 ml 容量瓶中,用蒸馏水稀释至刻度,摇匀,再精密量取此溶液 3 ml、4 ml、5 ml、6 ml、7 ml,分别置于 50 ml 容量瓶中,用蒸馏水稀释至刻度,摇匀,作为咖啡因对照品溶液,备用。

(3)安钠咖注射液:精密量取本品 2.5 ml,置 250 ml 容量瓶中,加蒸馏水稀释至刻度,摇匀;精密量取此溶液 5 ml,置 500 ml 容量瓶中,加蒸馏水稀释至刻度,摇匀,作为供试品溶液,备用。

2. 含量测定

(1)苯甲酸钠一阶导数吸收光谱的绘制:取苯甲酸钠对照品溶液,置 1 cm 吸收池中,用蒸馏水作为空白,在 $250 \sim 320$ nm 波长,每隔 2 nm 测定一次吸光度,以相邻波长的 ΔA 对波长平均值作图,得一阶导数光谱(ΔA 以 2 nm 为单位),并找出($\Delta A/\Delta \lambda$)= 0 所对应的波长(本实验为 267 nm)。

(2)咖啡因一阶导数校正曲线的绘制:取上述咖啡因标准系列溶液,用 1 cm 吸收池,用蒸馏水作为空白,在上述苯甲酸钠($\Delta A/\Delta \lambda$)=0 波长处,分别测定各溶液的吸光度导数值($\Delta A/\Delta \lambda$,以 $\Delta \lambda$=2 nm 为单位),并绘制($\Delta A/\Delta \lambda$)-c 校正曲线。

(3)安钠咖注射液中咖啡因测定:将上述配制好的安钠咖待测液置 1 cm 吸收池中,用蒸馏水作为空白,在上述波长下测定导数值($\Delta A/\Delta \lambda$,以 $\Delta \lambda = 2$ nm 为单位),并从校正曲线上求出待测液中咖啡因的浓度,再按稀释倍数换算为原配制的浓度。

【注意事项】

1. 应选用合适大小的吸量管吸取溶液进行标准系列溶液的配制,规范操作。

2. 所用吸量管、容量瓶必要时应进行体积校正。

3. 手工绘制工作曲线时注意准确性,否则将造成样品测量浓度误差较大。

【思考题】

1. 导数光谱法定量测定的依据是什么?

2. 导数光谱法在定量测定中有何优点?对所分析样品有何要求?

实验二十 维生素 B_1 片的含量测定

【实验目的】

1. 掌握差示分光光度法的原理。

2. 熟悉差示分光光度法的基本测定方法。

【实验原理】 差示分光光度法(简称 ΔA 法)既保留了通常的分光光度法简易快速、直接读数的优点,又无须事先分离,并能消除干扰。其原理为在两种不同 pH 介质中或经适当的化学反应后，供试品中待测组分发生了特征性的光谱变化，而赋形剂或其他共存物质则不受影响，光谱行为不发生变化，从而消除了它们干扰。在测定时，取两份相等的供试溶液，经不同的处理（如调节不同的 pH 或加入不同的反应试剂）后，一份置样品池中，另一份置参比池中，于适当的波长处，测其吸收度的差值（ΔA），根据标准曲线或 $\Delta E_{1cm}^{1\%}$ 值计算出待测组分的含量。

2020 年版《中国药典》采用直接分光光度法测定。

【仪器和试剂】

1. **仪器**　紫外-可见分光光度计，所需玻璃仪器等。

2. **试剂**　维生素 B_1，维生素 B_1 片，缓冲液（pH 7.0），HCl 溶液（pH 2.0），蒸馏水等。

【实验步骤】

1. **测定波长的选择**　精密称取维生素 B_1 100 mg，用蒸馏水溶解并稀释成 100 ml，精密量取 2 ml 两份，分别用缓冲液（pH 7.0）和 HCl 溶液（pH 2.0）稀释成 100 ml（浓度为 0.002%），以相应溶剂为空白，测定紫外吸收光谱。再将前者放于参比池，后者放于样品池，绘制差示吸收光谱。在 247 nm 处有最大差示吸收值（ΔA），故确定 247 nm 为测定波长。

2. **标准曲线绘制**　精密称取干燥至恒重的维生素 B_1 100 mg，置 100 ml 容量瓶中，用蒸馏水稀释至刻度，摇匀，作为储液。精密量取 1.0 ml、1.5 ml、2.0 ml、2.5 ml、3.0 ml 储备液各两份，分别置 100 ml 容量瓶中。一份用缓冲液稀释至刻度，另一份用 HCl 溶液（pH 2.0）稀释至刻度，摇匀。取上述 5 组浓度相同、pH 不同的溶液，在 247 nm 处分别测定差示吸收值（ΔA），以浓度 c 为横坐标，以差示吸收值 ΔA 为纵坐标绘制标准曲线。

3. **样品测定**　取维生素 B_1 片 20 片，精密称定，研细，精密称取适量粉末（约相当于维生素 B_1 50 mg），置 50 ml 容量瓶中，加蒸馏水溶解并稀释至刻度，摇匀，滤过，弃去初滤液，精密量取续滤液 2.0 ml 两份，分别置 100 ml 容量瓶中，分别用缓冲液和 HCl 溶液（pH 2.0）稀释至刻度，摇匀。将前者置参比池中，后者置样品池中，在 247 nm 波长处测定差示吸收值。由标准曲线求得维生素 B_1 浓度，计算维生素 B_1 含量（标示量 %）。

【注意事项】

1. 缓冲液（pH 7.0）配制：取磷酸二氢钾 0.68 g，加 NaOH 溶液（0.1 mol/L）29.1 ml，用蒸馏水稀释至 100 ml，即得。

2. HCl 溶液（pH 2.0）配制：取浓盐酸（36% ~ 38%）9 ml，加蒸馏水稀释成 100 ml。取 10 ml 加蒸馏水稀释成 1000 ml，即得。

3. 所给测定波长仅供参考，可照"测定波长的选择"项下自行测定。

【思考题】

1. 试述差示分光光度法如何消除干扰物的影响。

2. 差示分光光度法用于制剂分析或原料药测定，主要有哪几种类型？

3. 差示分光光度法与直接紫外法比较，在准确性、方法选择性上有何不同？

4. 什么样的药物方可用不同 pH 条件下的差示分光光度法测定其含量？

实验二十一　冰片的质量分析

【实验目的】

1. 熟悉气相色谱法测定的原理和方法。

2. 掌握冰片含量测定的操作条件及操作要点。

【实验原理】　在药物的气相色谱分析中，许多有机化合物的校正因子未知，此时可采用已知浓度对照法（内标对比法）进行定量，该法是在不知校正因子时内标法的一种应用。先配制已知浓度的标准样品，将一定量的内标物加入其中，再按相同比例将内标物加入未知浓度的试样中，分别进样，由下式求出试样中待测组分的含量：

$$c_{i \text{试样}} = \frac{(A_i / A_s)_{\text{试样}}}{(A_i / A_s)_{\text{标准}}} \times c_{i \text{标准}}$$

式中，c_i 为待测组分的浓度；A_i，A_s 分别为待测组分和内标物的峰面积。

冰片，又称合成龙脑，其分子结构式如下：

【仪器和试剂】

1. 仪器　气相色谱仪（岛津 GC-2014 型或其他型号），微量注射器（1 μl），移液管（5 ml，10 ml），容量瓶（10 ml，50 ml），洗耳球等。

2. 试剂　乙酸乙酯（AR），水杨酸甲酯对照品（内标物），龙脑对照品，冰片（合成龙脑），乙醇（95%），新制的 1% 香草醛硫酸溶液，硝酸溶液（68%），重蒸水等。

【实验步骤】

1. 性状　本品为无色透明或白色半透明的片状松脆结晶；气清香，味辛、凉；具挥发性，点燃发生浓烟，并有带光的火焰。

本品在乙醇、三氯甲烷或乙醚中易溶，在水中几乎不溶。

2. 鉴别

（1）取本品 10 mg，加乙醇数滴使溶解，加新制的 1% 香草醛硫酸溶液 1～2 滴，即显紫色。

（2）取本品 3 g，加硝酸溶液 10 ml，即产生红棕色的气体，待气体产生停止后，加重蒸水 20 ml，振摇，滤过，滤渣用水洗净后，有樟脑臭。

3. 含量测定

（1）实验条件：进样口温度为 220 ℃；柱温为 120 ℃；检测器温度为 260 ℃；分流比为 1∶79；流速为 1.1 ml/min。

（2）色谱条件与系统适应性试验：以 100% 聚二甲基硅氧烷（RTX-1）为固定相；柱温为 140℃。理论塔板数按龙脑峰计算应不低于 2000。

（3）校正因子测定：取水杨酸甲酯对照品适量，精密称定，加乙酸乙酯制成每 1 ml 含 5 mg 的溶液，作为内标溶液。另取龙脑对照品 50 mg，精密称定，置 10 ml 容量瓶中，加内标溶液溶解并稀释至刻度，摇匀，吸取 1 μl，注入气相色谱仪，计算校正因子。

（4）测定法：取本品约 50 mg，精密称定，置 10 ml 容量瓶中，用内标溶液溶解并稀释至刻度，摇匀，吸取 1 μl，注入气相色谱仪，记录色谱图，测定峰面积，按公式计算即得。本品含龙脑不得少于 55.0%。

【注意事项】

1. 应正确使用容量仪器，准确配制标准溶液和试样溶液。

2. 使用 1 μl 微量注射器时，不要把针芯拉出针筒外。

3. 使用完微量注射器后，要用乙醇反复洗 10 余次，以免试样残留。

【思考题】

1. 气相色谱测定龙脑含量时为什么使用内标法？内标法定量时，进样是否要十分准确？

2. 试述气相色谱法的特点及分析适用范围。

实验二十二 荧光法测定硫酸奎尼丁

【实验目的】

 1. 熟悉荧光分光光度计的基本原理和使用方法。

 2. 掌握用校正曲线法进行荧光定量分析。

【实验原理】 奎尼丁为奎宁的右旋体,分子结构如下所示,属生物碱类抗心律失常药。其分子具有喹啉环结构,可产生较强的荧光,可以用直接荧光法测定其荧光强度,由校正曲线法或回归方程求出试样中奎尼丁的浓度。

【仪器和试剂】

 1. 仪器 荧光分光光度计,刻度吸量管(5 ml),容量瓶(50 ml、100 ml)等。

 2. 试剂 硫酸奎尼丁(原料药),硫酸奎尼丁标准溶液(100 μg/ml),H_2SO_4 溶液(0.05 mol/L)等。

【实验步骤】

 1. 标准溶液的制备 精密吸取用 H_2SO_4 溶液(0.05 mol/L)配制的硫酸奎尼丁标准溶液(100 μg/ml)1.0 ml、2.0 ml、3.0 ml、4.0 ml 及 5.0 ml,分别置于 50 ml 容量瓶中,用 H_2SO_4 溶液(0.05 mol/L)稀释至刻度,摇匀,制得对照品的标准系列溶液。

 2. 试样溶液的制备 取硫酸奎尼丁(原料药)约 50 mg,精密称定,置于 50 ml 容量瓶中,用 H_2SO_4 溶液(0.05 mol/L)溶解并稀释至刻度,摇匀。吸取此溶液 0.50 ml 于 100 ml 容量瓶中,用 H_2SO_4 溶液(0.05 mol/L)稀释至刻度,摇匀,制得待测试样溶液。

 3. 测定

 (1)开机:开机前首先确认主机 POWER/MAIN 是否处于关闭状态(O 处),然后接通电源开关(POWER),5 s 后再按下氙灯点灯按钮,当氙灯点燃后,再接通主开关(MAIN),此时主开关上方绿色指示灯连续闪动三下;打开电脑及打印机,自动进入 F-4600 操作界面。

 (2)波长扫描操作:点击快捷栏"Method"后,立即显示了分析方法(Analysis Method)的五个重叠界面,分别为常规(General),仪器条件(Instrument),模拟画面(Monitor),处理(Processing),报告(Report),具体操作如下。①选择常规(General)界面,选择测量方式(Measurement)→波长扫描(Wavelength)。②选择仪器条件(Instrument)界面,选择扫描方式(Scan mode),选择激发波长扫描(Excitation)、发射波长扫描(Emission)或同步扫描(Synchronous)。③在 EX Start WL 栏进行激发波长设置,在 EX End WL 进行激发终止波长设置;在 EM Start WL 栏进行发射起始波长设置,在 EM End WL 进行发射终止波长设置。④放入样品进行扫描,打印报告。

 (3)关机:按照开机顺序的逆顺序进行操作。注意事项:当电源开关关闭后 5 s,再次接通10 min,以使风扇工作,使灯室散热,然后关闭电源。

 (4)校正曲线的测定:先将 H_2SO_4 溶液(0.05 mol/L)放入吸收池,然后点击自动归零快捷按钮,仪器自动进行空白试验校正(自动扣除空白)。按顺序放入标准溶液,双击右侧工具栏里的 Measure 按钮,按照弹出的对话框的提示,完成校正曲线的测定。当标准溶液系列测定完成后,在右上侧将自动生成一条校正曲线。在最右下角将给出校正曲线的回归方程参数和相关性系数。

 (5)试样溶液的测定:按照弹出的对话框的提示进行。试样测定的数据(荧光强度和浓度)

将显示在左上角的数据表格里。根据浓度计算试样中硫酸奎尼丁的百分质量分数。

（6）关机：从主页的 File 菜单选择退出（Exit），或单击操作窗口右上角的退出按钮（×），将弹出一个对话框。如果选择第一条，即先退出测定程序，不关闭氘灯（还要继续测定）；如果选择第二条，即先关闭氘灯，此时主机右侧氘灯指示灯灭，运行指示灯亮。等待 10 min 左右再关闭主机电源。目的是保护氘灯。

【注意事项】

1. 在溶液的配制过程中要注意容量仪器的规范操作和使用。

2. 测定顺序为由低浓度到高浓度，以减少测量误差。

3. 进行校正曲线测定和试样测定时，应保持仪器参数设置一致。

【思考题】

1. 荧光分光光度计为什么要设置两个单色器？

2. 测量试样溶液、标准溶液时，为什么要同时测定 H_2SO_4 溶液？

3. 如何选择激发光波长 λ_{ex} 和发射光波长 λ_{em}？

4. 荧光分析法为什么比紫外-可见分光光度计法有更高的灵敏度？

实验二十三　蛋氨酸和甘氨酸的纸色谱法分离和鉴定

【实验目的】

1. 掌握纸色谱的分离鉴定原理。

2. 掌握纸色谱 R_f 值及 R 的计算方法。

3. 熟悉纸色谱的基本操作要点，掌握用纸色谱进行药物分离鉴定的方法。

【实验原理】　纸色谱属于分配色谱。滤纸被看作是一种惰性的载体，固定相为吸附于纸纤维上的水（20% ～ 50% 的水），其中 6% 左右的水通过氢键与纤维素上的羟基结合成复合物；流动相为有机溶剂。被分离的物质在固定相和流动相之间进行分配。各组分在色谱中的位置，一般用 R_f 表示。

在相同的实验条件下，物质的 R_f 值是一定的，因而根据 R_f 可以进行物质的定性分析。

本实验中，流动相为正丁醇-冰醋酸-蒸馏水（4∶1∶1），以上行法展开分离蛋氨酸、甘氨酸。两种化合物结构相似，但碳链长短不同，在滤纸上结合水形成氢键的能力不同。甘氨酸极性大于蛋氨酸，在滤纸上移行的速度较慢，因而甘氨酸的 R_f 值小于蛋氨酸的 R_f 值。展开后，在 60 ℃下与茚三酮发生显色反应，层析纸上出现红紫色斑点。

【仪器和试剂】

1. 仪器　层析缸，中速色谱纸，毛细管（或微量注射器），喷雾器，烘箱（或电炉）等。

2. 试剂　展开剂为正丁醇-冰醋酸-蒸馏水（4∶1∶1），茚三酮显色剂（0.15 g 茚三酮＋30 ml 冰醋酸＋50 ml 丙酮），蛋氨酸对照品溶液（0.4 mg/ml），甘氨酸对照品溶液（0.4 mg/ml），蛋氨酸、甘氨酸试样混合液等。

【实验步骤】

1. 点样　取长 20 cm、宽 6 cm 的中速色谱纸一张，在距底边 2 cm 处用铅笔画起始线，在起始线上用毛细管（或微量注射器）分别点加上述对照品溶液和试样混合液 3 ～ 4 次，斑点直径约 2 mm，晾干（或用冷风吹干）。

2. 展开　在干燥的层析缸中加入 35 ml 的展开剂，把点样后的滤纸垂直悬挂于层析缸内，盖上缸盖，饱和 10 min。然后使纸底边浸入展开剂内 0.3 ～ 0.4 cm，开始展开。

3. 显色　待溶剂前沿展开至合适的部位（约 15 cm），取出色谱纸，立即用铅笔画下溶剂前沿的位置。晾干后，喷茚三酮显色剂，再置色谱纸于 60 ℃烘箱内显色 5 min（或在电炉上方小心加热），即可看到红紫色斑点。用铅笔画出各斑点的轮廓，分别计算混合物各组分及对照品斑点的 R_f 值，对混合试样组分进行定性。

【注意事项】

1. 点样时每点一次，一定要吹干后，才能再点第二次。斑点的直径约为 2 mm。

2. 氨基酸的显色剂茚三酮对体液均能显色（如汗液等），在拿取滤纸时，应注意拿滤纸的顶端或边缘，以保证色谱纸上无杂斑。

3. 喷显色剂时应均匀、适量，以内显色为止，不可过分集中，使局部有太多的显色剂。

4. 茚三酮显色剂宜临用前配制，也可先配好后置于冰箱中冷藏，备用。

【思考题】

1. 展开前为什么要将色谱纸悬挂于盛有展开剂的层析缸中饱和一段时间？

2. 层析缸若不预先用展开剂饱和，对实验结果会有什么影响？

3. 影响 R_f 值的因素有哪些？

4. 怎样才能得到斑点集中、溶剂前沿整齐一致的色谱图？

5. 在色谱实验中为何使用对照品进行对照？

实验二十四　程序升温毛细管气相色谱法测定药物中有机溶剂残留量

【实验目的】

1. 掌握药物中有机溶剂残留的测定方法。

2. 熟悉内标对比法（已知浓度样品对照法）测定含量的方法。

3. 了解程序升温色谱法的操作过程及操作要点。

4. 了解毛细管色谱法在较复杂试样分析中的应用。

【实验原理】 一类新药氯苄律定在合成过程中使用了甲醇、乙醇、丙酮、硝基甲烷等有机溶剂，可能在产品中有所残留。采用毛细管色谱法并结合程序升温操作，利用 PEG-20M 交联石英毛细管柱，用内标对比法定量（正丙醇作内标物质），可直接对此四种残留溶剂进行测定。

【仪器和试剂】

1. 仪器 气相色谱仪，色谱微处理机或色谱工作站，微量注射器（10 μl），移液管（1 ml、2 ml），容量瓶（25 ml、100 ml），洗耳球等。

2. 试剂 甲醇、无水乙醇、丙酮、硝基甲烷、正丙醇（作为内标物）均为 AR 级，氯苄律定样品，重蒸水等。

【实验步骤】

1. 溶液配制

（1）内标溶液：准确吸取正丙醇 1.00 ml，置 100 ml 容量瓶中，加重蒸水稀释并定容至刻度，摇匀。取此溶液 2.00 ml，置 25 ml 容量瓶中，加蒸馏水稀释并定容至刻度，摇匀，作为内标溶液，备用。

（2）标准储备液：准确吸取甲醇、无水乙醇、丙酮、硝基甲烷各 1.00 ml 同置于 100 ml 容量瓶中，加重蒸水稀释并定容至刻度，摇匀，作为标准储备液，备用。

（3）标准溶液：准确吸取标准储备液和内标溶液各 2.00 ml 同置于 25 ml 容量瓶中，用重蒸水稀释并定容至刻度，摇匀。此溶液中丙酮、甲醇、乙醇的浓度均为 0.05056 mg/ml，硝基甲烷的浓度为 0.072 88 mg/ml。

（4）试样溶液：取氯苄律定约 0.09 g，精密称定，置 25 ml 容量瓶中，精密加入内标溶液 2.00 ml，用重蒸水稀释并定容至刻度，摇匀，作为试样溶液。氯苄律定的浓度为 3.6 mg/ml。

2. 实验条件 色谱柱：PEG-20M 石英毛细管柱，30 m×0.25 mm，I.D 0.25 μm。程序升温：

起始温度为 50 ℃，维持 2.5 min，以每分钟 17 ℃的速率升温至 120 ℃，维持 2 min。气化室温度：160 ℃。检测器：FID。检测器温度：200 ℃。载气：N_2 为 75 kPa；H_2 为 60 kPa；空气为 50 kPa。纸速：5 mm/min。参数（Range）：1。分流比：1∶50。

3. 进样　在上述色谱条件下，标准溶液与试样溶液分别进样 2.0 μl，记录色谱图。

4. 计算　根据标准溶液及试样溶液中各待测组分与内标物质峰面积之比，用下式计算试样中各残留溶剂的百分含量。

$$w_{i试样} = \frac{A_{i试样}/A_{s试样}}{A_{i标准}/A_{s标准}} \times w_{i标准}/3.6 \times 100\%$$

式中，$A_{i试样}$ 为试样溶液中待测组分峰面积；$A_{s试样}$ 为试样溶液中内标峰面积；$w_{i试样}$ 为试样溶液中待测组分的浓度；$A_{i标准}$ 为标准溶液中标准物质峰面积；$A_{s标准}$ 为标准溶液中内标峰面积；$w_{i标准}$ 为标准溶液中标准物质浓度；3.6 mg/ml 为氯苄律定在试样溶液中的浓度。

【注意事项】

1. 在一个温度程序执行完成后，需等待色谱仪回到初始状态并稳定后，才能进行下一次进样。

2. 在安装毛细管柱时，应避免碰、摔、折，以免损坏毛细管柱。

3. 实验中各有机溶剂的出峰顺序依次为丙酮、甲醇、乙醇、正丙醇、硝基甲烷。可先配制单一成分的溶液，在实验条件下进样，根据保留时间（t_R）定性确定。

【思考题】

1. 什么是程序升温？在什么情况下应用程序升温？

2. 什么是保留温度？它的作用是什么？

3. 试比较毛细管柱与填充柱气相色谱的异同，各有何优缺点？

实验二十五　校正因子法测定复方炔诺酮片中炔诺酮和炔雌醇

【实验目的】

1. 掌握校正因子的测定方法及注意要点。

2. 掌握校正因子法的实验步骤和结果计算方法。

3. 熟悉高效液相色谱仪的使用方法。

4. 了解高效液相色谱法在药物制剂含量测定中的应用。

【实验原理】

1. 复方炔诺酮片是一种复方避孕药，每 1000 片含有 600 mg 炔诺酮和 35 mg 炔雌醇。2020 年版《中国药典》规定其含炔诺酮量应为 0.54 ~ 0.66 mg/ 片，炔雌醇量应为 31.5 ~ 38.5 μg/ 片。炔诺酮分子中存在 C=C—C=O 共轭系统，炔雌醇分子中有苯环结构，因此有紫外特性吸收，可用紫外检测器进行检测。两者的结构如下：

炔诺酮　　　　　　　　　　　　炔雌醇

2. 校正因子法　将含有 m_{is}（g）内标物质的内标溶液加至含有 m（g）试样的试样溶液中，混合后进样分析，测量待测组分（i）的峰面积（A_i）和内标峰面积（A_{is}）。按下式计算试样中所含待测组分的量（m_i）：

$$m_i = m_{is} \times \frac{A_i f_i}{A_{is} f_{is}}$$

式中，f_i 和 f_{is} 分别为待测组分和内标物质的校正因子。如果校正因子以内标物质作为基准物质而测得，则 $f_{is} = 1$。也可用试样溶液中内标物质浓度（c_{is}）代替 m_{is} 求出待测组分浓度（c_i）。

3. 校正因子的测定　高效液相色谱法的校正因子很难由手册中查到，常需要自己测定。测定校正因子时，配制含有 m'_{is}（g）内标物质（基准物质）和 m'_i（g）待测组分对照品的溶液，在与测定试样完全相同的实验条件下，进样 5 ~ 10 次，测定内标峰面积（A_{is}）和待测组分对照品的峰面积（A_i）。用下式计算校正因子：

$$f_i = \frac{m'_i / A'_i}{m'_{is} / A'_{is}} \times \frac{m'_i A'_{is}}{m'_{is} A'_i}$$

式中，m'_i 和 m'_{is} 也可用于测定校正因子用的对照溶液中内标物质（基准物质）和待测组分对照品的浓度 c'_{is} 和 c'_i 代替。

4. 药物制剂的标示量的相对含量　小剂量口服固体制剂常需检查每片（个）制剂的含量偏离标示量的程度，因而需要测定药物制剂标示量的相对含量，后者用下式表示：

$$标示量的相对含量（\%）= \frac{实际测得每片中待测组分的量}{标示量} \times 100\%$$

【仪器和试剂】

1. 仪器　高效液相色谱仪，ODS 色谱柱，容量瓶，移液管，具塞试管，水浴装置，过滤装置等。

2. 试剂　炔诺酮对照品，炔雌醇对照品，对硝基甲苯（作为内标物质，AR），复方炔诺酮片，甲醇（色谱纯），重蒸水等。

【实验步骤】

1. 色谱条件　色谱柱：ODS（150 mm×4.6 mm，5 μm）。流动相：甲醇-重蒸水（60：40）。流速：1.5 ml/min。测波长：280 nm。柱温：室温。内标物：对硝基甲苯。

2. 校正因子的测定

（1）内标溶液的配制：取对硝基甲苯适量，加甲醇制成每 1 ml 中含 0.044 mg 的溶液，摇匀，作为内标溶液，备用。

（2）测定校正因子用的对照溶液的配制：精密称取炔诺酮对照品和炔雌醇对照品适量，用甲醇分别制成每 1 ml 含炔诺酮 0.58 mg 和炔雌醇 0.036 mg、含炔诺酮 0.72 mg 和炔雌醇 0.042 mg、含炔诺酮 0.86 mg 和炔雌醇 0.050 mg 的溶液，精密量取各溶液 10 ml，分别加入内标溶液 2 ml，混合，摇匀。

（3）校正因子的测定：微量注射器分别吸取（2）中各对照品溶液，进样 10 μl，记录色谱图。每种溶液重复进样 3 次。

3. 试样的测定

（1）试样溶液的配制：取复方炔诺酮片 20 片，研细，取适量（约相当于炔诺酮 7.2 mg），精密称定，置具塞试管中，精密加入甲醇 10 ml，密塞，置温水浴中 2 h，并时时振摇，取出，放冷至室温，精密加入内标溶液 2 ml，摇匀，过滤，弃去初滤液，取续滤液作为供试品溶液。

（2）进样分析：用微量注射器吸取试样溶液，进样 10 μl，记录色谱图，重复 3 次。

4. 记录　按表 5-1 记录色谱峰面积或峰高。

表 5-1 色谱峰面积或峰高

		炔诺酮			炔雌醇			内标物质	
	1	2	3	1	2	3	1	2	3
对照品溶液 1									
对照品溶液 2									
对照品溶液 3									
试样									

5. 结果分析

（1）分别用对照品溶液的每个色谱图的数据，按公式求出炔诺酮和炔雌醇的校正因子 $f_{酮}$ 和 $f_{醇}$。并计算各校正因子的相对标准差。

（2）用试样色谱图的数据，用校正因子法计算各组分的量。

每份试样中炔诺酮的量为

$$m_{酮} = m_{is} \times \frac{A_{酮} f_{酮}}{A_{is}}$$

式中，m_{is} 为 12 ml 试样溶液（即 2 ml 内标溶液）中内标物质的量；$A_{酮}$ 为试样溶液中炔诺酮的峰面积；A_{is} 为试样溶液中内标物质的峰面积。

每片中含炔诺酮的量为 $m_{酮} \times$ 平均片重/试样重。

由此可得炔诺酮的标示量的相对含量为

$$炔诺酮标示量的相对含量（\%）= \frac{测得量 (m_{酮}) \times 平均片重}{试样重 \times 标示量} \times 100\%$$

同法计算炔雌醇标示量的相对含量。

$$炔雌醇标示量的相对含量（\%）= \frac{实际测得每片中待测组分的量}{标示量} \times 100\%$$

【注意事项】

1. 2020 年版《中国药典》要求，按炔诺酮计算，理论塔板数应不低于 3000。

2. 炔诺酮与内标物的分离度应 ≥ 1.5，实验中可适当调整流动相中甲醇和水的比例或流速，使炔诺酮和内标物有较好的分离。

3. 各校正因子的相对标准差应 ≤ 2%。

【思考题】

1. 炔诺酮和炔雌醇的校正因子数值不同，为什么？

2. 如果改用另一种内标物质，校正因子是否会改变？改用另一检测波长，校正因子是否会改变？用峰面积求的校正因子与峰高求的校正因子是否相同？

3. 在校正因子法的实验步骤中，试样溶液中内标物质的浓度是否必须等于测定校正因子用的对照溶液中的内标物质的浓度？

4. 计算校正因子相对标准差的目的是什么？

5. 校正因子法有何优点？

6. 如何选择内标物质？

实验二十六　外标法测定阿莫西林

【实验目的】

1. 掌握外标法的实验步骤和结果计算方法。

2. 进一步熟悉高效液相色谱仪的操作步骤及在药物含量测定中的应用。

3. 了解离子抑制色谱法。

【实验原理】

1. 阿莫西林为 (2S,5R,6R)-3,3- 二甲基-6-[(R)-(−)-2-氨基-2-(4-羟基苯基) 乙酰氨基]-7-氧代-4-硫杂-1-氮杂双环 [3,2,0] 庚烷-2-甲酸三水合物（$C_{16}H_{19}N_3O_5S\cdot3H_2O$，419.46），是 β-内酰胺类抗生素药，其分子结构式如下：

阿莫西林的分子结构式中的酰胺侧链为羟苯基取代，具有紫外吸收特性，因此可用紫外检测器进行检测。此外，分子中有一个羧基，具有较强的酸性，因此以 pH 小于 7 的缓冲溶液为流动相，采用离子抑制色谱法进行测定。2020 年版《中国药典》规定阿莫西林的含量不低于 95.0%。

2. 外标法常用于测定药物主成分或某个杂质的含量。外标法是以待测组分的纯品作对照品，以对照品和试样中待测组分的峰面积或峰高相比较进行定量分析。外标法包括校正曲线法和外标一点法，在校正曲线的截距近似为零时，可用外标一点法，后者常简称为外标法。

进行外标法定量时，分别精密称（量）取一定量的对照品和试样，配制成溶液，分别进样相同体积的对照品溶液和试样溶液，在完全相同的色谱条件下，进行色谱分析，测得峰面积。用下式计算试样中待测组分的量或浓度：

$$m_i = m_{is} \times \frac{A_i}{A_{is}} \text{ 或 } c_i = c_{is} \times \frac{A_i}{A_{is}}$$

式中，m_i 为试样溶液中待测组分的量（g），m_{is} 为对照品溶液中对照品的量（g），A_i 为试样溶液中待测组分峰面积，A_{is} 为对照品溶液中对照品的峰面积，c_i 为试样溶液中待测组分的浓度，c_{is} 为对照品溶液中对照品的浓度。

【仪器和试剂】

1. 仪器　高效液相色谱仪，ODS 色谱柱，pH 计，容量瓶（50 ml）等。

2. 试剂　阿莫西林对照品，阿莫西林试样，磷酸二氢钾（AR），氢氧化钾（AR），乙腈（色谱纯），重蒸水等。

【实验步骤】

1. 色谱条件　色谱柱：ODS 色谱柱（150 mm×4.6 mm，5 μm）。流动相：磷酸盐缓冲溶液（pH 5.0）- 乙腈（96：4）。磷酸盐缓冲溶液：磷酸二氢钾 13.6 g，用重蒸水溶解后稀释到 2000 ml，用 8 mol/L 氢氧化钾调节 pH 至 5.0±0.1。流速：1 ml/min。检测波长：254 nm。柱温：室温。

2. 对照品溶液的配制　精密称取阿莫西林对照品 30 mg，置 50 ml 容量瓶中，加磷酸盐缓冲溶液（pH 5.0）溶解并稀释至刻度，摇匀，作为对照品溶液，备用。

3. 试样溶液的配制　精密称取阿莫西林试样 30 mg，置 50 ml 容量瓶中，加磷酸盐缓冲溶液（pH 5.0）溶解并稀释至刻度，摇匀，作为试样溶液，备用。

4. 进样分析　用微量注射器分别取对照品溶液和试样溶液，各进样 20 μl，记录色谱图。各种溶液重复测定 3 次。

5. 结果计算　用外标法以色谱峰面积或峰高计算试样中阿莫西林的量，再根据试样量 m_s 计算含量（百分质量分数）：

$$w = \frac{m_1}{m_s} \times 100\%$$

【注意事项】　为保证进样准确，进样时必须多吸取一些溶液，一般要 ≥ 3 倍定量环的体积，以确保使溶液完全充满 20 μl 的定量环。

【思考题】

1. 校正曲线的截距较大，能否用外标一点法进行定量？应该用什么方法定量？

2. 外标法与内标法相比有何优缺点？

3. 此实验为什么采用含有 pH 5.0 的缓冲溶液的流动相？

4. 本实验称取试样量和对照品量接近（均为 30 mg 左右），为什么？

第六章　中药制剂分析

实验二十七　双黄连口服液、双黄连颗粒的含量测定

【实验目的】

1. 掌握高效液相色谱法在中药制剂含量测定中的应用特点。

2. 熟悉高效液相色谱法测定药物含量的基本原理及计算方法。

【实验原理】

1. 处方　双黄连口服液、双黄连颗粒等双黄连制剂是由金银花（375 g）、黄芩（375 g）、连翘（700 g）经现代提取工艺制成的相关剂型，金银花为方中君药。

2020 年版《中国药典》规定，双黄连口服液每 1 ml 含黄芩以黄芩苷（$C_{21}H_{18}O_{11}$）计，不得少于 10.0 mg；每 1 ml 含金银花以绿原酸（$C_{16}H_{18}O_9$）计，不得少于 0.60 mg；每 1 ml 含连翘以连翘苷（$C_{27}H_{34}O_{11}$）计，不得少于 0.30 mg。

2020 年版《中国药典》规定，双黄连颗粒每袋含黄芩以黄芩苷（$C_{21}H_{18}O_{11}$）计，不得少于 100 mg（无蔗糖：200 mg）；每袋含连翘以连翘苷（$C_{27}H_{34}O_{11}$）计，不得少于 3.0 mg（无蔗糖：6.0 mg）。

2. 原理　双黄连口服液、双黄连颗粒由金银花、黄芩、连翘三味中药制成。金银花的主要成分是绿原酸，具有弱酸性，其测定以绿原酸为对照，高效液相色谱外标法定量。黄芩的主要成分是黄芩苷，具有弱酸性，可溶于乙醇。测定时采用超声处理加速有效成分的提取，流动相中加入少量的酸，可改善被测成分的分离效果。其测定以黄芩苷为对照，用外标法测定供试品中黄芩苷的含量。连翘的主要成分是连翘苷，以连翘苷为对照，用反相高效液相色谱法测定含量，外标法定量。绿原酸、黄芩苷、连翘苷的分子结构式如下：

绿原酸　　　　　　　　　　　　黄芩苷

连翘苷

3. 其他　高效液相色谱法具有高效、快速、适用范围广的特点，适用于气相色谱难以分离分析的高沸点、热不稳定的化合物，可同时进行多组分的含量测定。

【仪器和试剂】

1. 仪器　高效液相色谱仪，C_{18} 色谱柱，微量注射器，微孔滤膜（0.45 μm），超声波提取器，十万分之一电子天平，容量瓶（5 ml，10 ml，50 ml），移液管，棕色容量瓶（50 ml），具塞锥形瓶等。

2. 试剂 黄芩苷对照品，绿原酸对照品，连翘苷对照品，双黄连口服液，双黄连颗粒，50% 甲醇溶液，乙腈（色谱纯），重蒸水，70% 乙醇溶液，冰醋酸等。

【实验步骤】

1. 双黄连口服液的含量测定

（1）黄芩中黄芩苷的含量测定

1）色谱条件：以十八烷基硅烷键合硅胶为填充剂；流动相为甲醇-重蒸水-冰醋酸（50∶50∶1）；检测波长为 274 nm；理论塔板数按黄芩苷峰计算应不低于 1500。

2）对照品溶液的制备：取黄芩苷对照品适量，精密称定，加 50% 甲醇溶液制成每 1 ml 含 0.1 mg 的溶液，即得。

3）供试品溶液的制备：精密量取本品 1 ml，置 50 ml 容量瓶中，加 50% 甲醇溶液适量，超声处理 20 min，放置至室温，加 50% 甲醇溶液稀释至刻度，摇匀、即得。

4）测定：分别精密吸取对照品溶液和供试品溶液各 5 μl，注入高效液相色谱仪，测定，即得。

（2）金银花中绿原酸的含量测定

1）色谱条件：以十八烷基硅烷键合硅胶为填充剂；流动相为甲醇-重蒸水-冰醋酸（20∶80∶1）；检测波长为 324 nm；理论塔板数按绿原酸峰计算应不低于 6000。

2）对照品溶液的制备：取绿原酸对照品适量，精密称定，置棕色容量瓶中，加重蒸水制成每 1 ml 含 40 μg 的溶液，即得。

3）供试品溶液的制备：精密量取本品 2 ml，置 50 ml 棕色容量瓶中，加重蒸水稀释至刻度，摇匀、即得。

4）测定：分别精密吸取对照品溶液和供试品溶液各 10 μl，注入高效液相色谱仪，测定，即得。

（3）连翘中连翘苷的含量测定

1）色谱条件：以十八烷基硅烷键合硅胶为填充剂；流动相为乙腈-重蒸水（25∶75）；检测波长为 278 nm；理论塔板数按连翘苷峰计算应不低于 6000。

2）对照品溶液的制备：取黄芩苷对照品适量，精密称定，加 50% 甲醇溶液制成每 1 ml 含 60 μg 的溶液，即得。

3）供试品溶液的制备：精密量取本品 1 ml，加在中性氧化铝柱（100 ～ 120 目，6 g，内径为 1 cm）上，用 70% 乙醇溶液 40 ml 洗脱，收集洗脱液，浓缩至干，残渣加 50% 甲醇溶液适量，温热使溶解，转移至 5 ml 容量瓶中，并稀释至刻度，摇匀，即得。

4）测定：分别精密吸取对照品溶液和供试品溶液各 10 μl，注入高效液相色谱仪，测定，即得。

2. 双黄连颗粒的含量测定

（1）黄芩中黄芩苷的含量测定

1）色谱条件：以十八烷基硅烷键合硅胶为填充剂；流动相为甲醇-重蒸水-冰醋酸（50∶50∶1）；检测波长为 274 nm；理论塔板数按黄芩苷峰计算应不低于 1500。

2）对照品溶液的制备：取黄芩苷对照品适量，精密称定，加 50% 甲醇溶液制成每 1 ml 含 0.1 mg 的溶液，即得。

3）供试品溶液的制备：取本品研细，取约 1 g 或 0.5 g（无蔗糖），精密称定，置 50 ml 容量瓶中，加 50% 甲醇溶液适量，超声处理 20 min 使溶解，放冷，加 50% 甲醇溶液稀释至刻度，摇匀，滤过，精密量取续滤液 5 ml，置 10 ml 容量瓶中，加 50% 甲醇溶液稀释至刻度，摇匀、即得。

4）测定：分别精密吸取对照品溶液和供试品溶液各 5 μl，注入高效液相色谱仪，测定，即得。

（2）连翘中连翘苷的含量测定

1）色谱条件：以十八烷基硅烷键合硅胶为填充剂；流动相为乙腈-重蒸水（25∶75）；检测波长为 278 nm；理论塔板数按连翘苷峰计算应不低于 6000。

2）对照品溶液的制备：取连翘苷对照品适量，精密称定，加 50% 甲醇溶液制成每 1 ml 含 0.1 mg 的溶液，即得。

3）供试品溶液的制备：取本品适量，研细，取约 1.5 g 或 0.75 g（无蔗糖），精密称定，置具塞锥形瓶中，精密加入甲醇 25 ml，密塞，称定重量，超声处理（功率 250 W，频率 40 kHz）30 min，取出，放冷，再称定重量，用 50% 甲醇溶液补足减失的重量，摇匀，滤过，精密量取续滤液 10 ml，蒸干，残渣用 70% 乙醇溶液 5 ml 溶解（必要时超声处理），加在中性氧化铝柱（100～120 目，6 g，内径为 1 cm）上，用 70% 乙醇溶液 40 ml 洗脱，收集洗脱液，浓缩至 1 ml，加 50% 甲醇溶液适量溶解，转移至 5 ml 容量瓶中，加 50% 甲醇溶液稀释至刻度，摇匀，滤过，取续滤液，即得。

4）测定：分别精密吸取对照品溶液 10 μl 与和供试品溶液各 5～10 μl，注入高效液相色谱仪，测定，即得。

3. 结果计算　用外标法以峰面积或峰高分别计算试样中黄芩苷、绿原酸、连翘苷的量（m_i），再根据试样量（m_s）计算含量（百分质量分数）：

$$w=\frac{m_i}{m_s}\times100\%$$

【注意事项】

1. 为保证取样准确，样品应充分混匀，最好采用三分法取样。

2. 中药口服液在稀释时，很容易起泡，应缓慢操作。

3. 对照品溶液与供试品溶液必须分别重复进样 3 次，取平均峰面积进行计算。

4. 外标法测定含量，样品处理中应严格定量操作。且由于微量注射器不易准确控制进样量，以定量环或自动进样器进样为好。

【思考题】

1. 高效液相色谱法测定中药制剂中某些成分含量时，应注意什么？

2. 如果同时测定黄芩苷、绿原酸、连翘苷的含量，是否可行？

实验二十八　三黄片的含量测定

【实验目的】

1. 掌握高效液相色谱方法用于三黄片含量测定的方法。

2. 进一步熟悉高效液相色谱法在中药制剂含量测定中的应用特点。

【实验原理】

1. 处方　三黄片由大黄（300 g）、盐酸小檗碱（5 g）、黄芩浸膏（21 g）三味药组方而成。

2020 年版《中国药典》规定，三黄片含大黄以大黄素（$C_{15}H_{10}O_5$）和大黄酚（$C_{15}H_{10}O_4$）的总量计，小片不得少于 1.55 mg；大片不得少于 3.1 mg。

2020 年版《中国药典》规定，三黄片含盐酸小檗碱（$C_{20}H_{17}NO_4\cdot HCl\cdot 2H_2O$），小片应为 4.0～5.8 mg；大片应为 8.0～11.5 mg。

2020 年版《中国药典》规定，三黄片含黄芩浸膏以黄芩苷（$C_{21}H_{18}O_{11}$）计，小片不得少于 13.5 mg；大片不得少于 27.0 mg。

2. 原理 2020 年版《中国药典》中采用高效液相色谱法测定了三黄片中大黄素、大黄酚、盐酸小檗碱、黄芩苷的含量，其分子结构式如下：

大黄素

大黄酚

盐酸小檗碱

黄芩苷

【仪器和试剂】

1. 仪器 高效液相色谱仪，C_{18} 色谱柱，微量注射器，微孔滤膜（0.45 μm），超声波提取器，十万分子一电子天平，容量瓶（10 ml，25 ml），移液管，具塞锥形瓶，烧瓶，锥形瓶，加热回流装置等。

2. 试剂 大黄素对照品，大黄酚对照品，盐酸小檗碱对照品，黄芩苷对照品，三黄片，甲酸，乙腈（色谱纯），甲醇（AR），磷酸（AR），三乙胺（AR），重蒸水，无水乙醇，乙酸乙酯，30% 乙醇溶液，HCl 溶液（36%～38%），三氯甲烷，磷酸二氢钾，十二烷基硫酸钠等。

【实验步骤】

1. 大黄中大黄素和大黄酚的总含量测定

1）色谱条件：以十八烷基硅烷键合硅胶为填充剂。流动相为甲醇-0.1% 磷酸溶液（85：15）。检测波长为 254 nm。理论塔板数按大黄素峰计算应不低于 2000。

2）对照品溶液的制备：取大黄素和大黄酚对照品适量，精密称定，加无水乙醇-乙酸乙酯（2：1）的混合溶液制成每 1 ml 含大黄素 10 μg、大黄酚 25 μg 的混合对照品溶液，即得。

3）供试品溶液的制备：取本品 20 片，除去包衣，精密称定，研细（过三号筛），取约 0.26 g，精密称定，置锥形瓶中，精密加入无水乙醇 25 ml，称定重量，加热回流 1 h，放冷，用无水乙醇补足减失的重量，摇匀，滤过，精密量取续滤液 10 ml，置烧瓶中，蒸干，加 30% 乙醇-HCl 溶液（36%～38%）（10：1）的混合溶液 15 ml，置水浴中加热回流 1 h，立即冷却，用三氯甲烷强力振摇提取 4 次，每次 15 ml，合并三氯甲烷溶液，蒸干，残渣用无水乙醇-乙酸乙酯（2：1）的混合溶液溶解，转移至 25 ml 容量瓶中，并稀释至刻度，摇匀，滤过，取续滤液，即得。

4）测定：分别精密吸取对照品溶液和供试品溶液各 10 μl，注入高效液相色谱仪，测定，即得。

2. 盐酸小檗碱的含量测定

1）色谱条件：以十八烷基硅烷键合硅胶为填充剂。流动相为乙腈-重蒸水（1：1）（每 1000 ml 中加入磷酸二氢钾 3.4 g 和十二烷基硫酸钠 1.7 g）。检测波长为 265 nm。理论塔板数按大黄素峰计算应不低于 3000。

2）对照品溶液的制备：取盐酸小檗碱对照品适量，精密称定，加甲醇制成每 1 ml 含 0.1 mg 的对照品溶液，即得。

3）供试品溶液的制备：取本品 10 片，除去包衣，精密称定，研细（过三号筛），取约 0.1 g，精密称定，置具塞锥形瓶中，精密加入甲醇-HCl 溶液（36%～38%）（50：1 的混合液）

20 ml，密塞，称定重量，超声处理（功率 160 W，频率 40 kHz）30 min，放冷，再称定重量，用甲醇补足减失重量，摇匀，滤过，取续滤液，即得。

4）测定：分别精密吸取对照品溶液 5～10 μl、供试品溶液各 10 μl，注入高效液相色谱仪，测定，即得。

3. 黄芩浸膏中黄芩苷的含量测定

1）色谱条件：以十八烷基硅烷键合硅胶为填充剂。流动相为甲醇-0.1% 磷酸溶液（40：60）。检测波长为 280 nm，理论塔板数按大黄素峰计算应不低于 3000。

2）对照品溶液的制备：取黄芩苷对照品适量，精密称定，加甲醇制成每 1 ml 含 25 μg 的对照品溶液，即得。

3）供试品溶液的制备：取本品 10 片，除去包衣，精密称定，研细（过三号筛），取约 0.1 g，精密称定，置具塞锥形瓶中，精密加入 70% 甲醇溶液 25 ml，密塞，称定重量，超声处理（功率 160 W，频率 40 kHz）10 min，放冷，再称定重量，用 70% 甲醇溶液补足减失重量，摇匀，滤过，精密量取续滤液 1 ml，置 10 ml 容量瓶中，加 70% 甲醇溶液至刻度，摇匀，滤过，取续滤液，即得。

4）测定：分别精密吸取对照品溶液和供试品溶液各 10 μl，注入高效液相色谱仪，测定，即得。

4. 结果计算　用外标法以峰面积或峰高分别计算试样中大黄素和大黄酚的总量、盐酸小檗碱和黄芩苷的量（m_i），再根据试样量（m_s）计算含量（百分质量分数）：

$$w = \frac{m_i}{m_s} \times 100\%$$

【注意事项】

1. 取样时，一定要除去包衣，然后才能研细，称量。

2. 测定大黄中大黄素和大黄酚的总量时，理论塔板数是按照大黄素峰计算的，其值不低于 2000。

【思考题】

1. 测定三黄片的含量时，如果不除去包衣，对测定结果有何影响？

2. 为什么以大黄素和大黄酚的总量作为控制三黄片的质量的指标？

实验二十九　舒心口服液中黄芪甲苷的含量测定

【实验目的】

1. 掌握舒心口服液含量测定的高效液相色谱方法。

2. 掌握外标两点法计算含量的方法。

3. 熟悉蒸发光散射检测器的应用方法。

【实验原理】

1. 处方　舒心口服液由党参（225 g）、黄芪（225 g）、红花（150 g）、当归（150 g）、川芎（150 g）、三棱（150 g）、蒲黄（150 g）等七味药组方而成。

2020 年版《中国药典》规定，舒心口服液含黄芪以黄芪甲苷（$C_{41}H_{68}O_{14}$）计，不得少于 60 μg。

2. 原理　蒸发光散射检测器（ELSD）是一种用于高效液相色谱系统，测定挥发性低于流动相的化合物含量。因为 ELSD 的响应不依赖于样品的光学特性，所以 ELSD 可以检测不带有色发色团或荧光基团的样品，适用于检测碳水化合物、脂类、甘油三酯、未衍生的脂肪酸和氨基酸、聚合物、表面活性剂等。ELSD 的检测经历雾化、蒸发和检测三个过程：①由色谱柱流出的洗脱液在雾化器中与雾化气体（氮气或空气）混合，形成由均匀分布的液滴组成的气溶胶；②气溶胶进入加热的漂移管，溶剂在漂移管中蒸发；③剩下的不挥发性溶质颗粒进入光散射检测器。

2020 年版《中国药典》中采用高效液相-蒸发光散射法测定了舒心口服液中黄芪甲苷的含量，其分子结构式如下：

黄芪甲苷

【仪器和试剂】

1. 仪器 高效液相色谱仪，C$_{18}$ 色谱柱，微量注射器，微孔滤膜（0.45 μm），超声波提取器，十万分子一电子天平，容量瓶（5 ml），移液管等。

2. 试剂 黄芩甲苷对照品，舒心口服液，乙腈（色谱纯），重蒸水，乙醇，冰醋酸，甲醇，正丁醇（水饱和），氨试液等。

【实验步骤】

1. 色谱条件 以十八烷基硅烷键合硅胶为填充剂。流动相为乙腈-重蒸水（35∶65）。检测器为 ELSD。理论塔板数按黄芪甲苷峰计算应不低于 4000。

2. 对照品溶液的制备 取黄芪甲苷对照品适量，精密称定，加甲醇制成每 1 ml 含 0.5 mg 对照品溶液，即得。

3. 供试品溶液的制备 精密量取舒心口服液 20 ml，用水饱和的正丁醇振摇提取 4 次，每次 20 ml，分取正丁醇提取液，用氨试液洗涤 2 次，每次 15 ml，弃去氨试液，正丁醇液蒸干，残渣用甲醇溶解并转移至 5 ml 容量瓶中，加甲醇至刻度，摇匀，即得。

4. 测定 精密吸取对照品溶液 5 μl 与供试品溶液 20 μl，注入高效液相色谱仪，测定，即得。

5. 结果计算 用外标两点法对数方程计算黄芪甲苷的含量。首先取两个不同浓度的对照品，分别进样，测定其峰面积，然后将进样量和对应峰面积分别取对数，由此两点确定直线 $y=Kx+b$，求出 K 和 b，将 K，b 代入下面的公式：

$$\ln A = K \ln c + b$$

式中，A 为峰面积，c 为进样量，K 和 b 分别为用最小二乘法拟合出的线性方程的未知数 x 的系数和截距。由峰面积 A 求出 $\ln c$，然后取反对数求出 c，即得。

【注意事项】

1. 实验前，应先将高效液相色谱仪和 ELSD 相连；开启雾化气体后再打开 ELSD 电源。

2. 本实验是采用外标两点法测定黄芪甲苷的含量。

3. 在使用 ELSD 的实验室中不要使用任何明火及任何能够产生火星的仪器设备。

4. 雾化气体未进入或漂移管未达到设定的蒸发温度时，不能启动泵引入流动相。

【思考题】

1. ELSD 和紫外检测器有何异同？

2. ELSD 适用于哪些结构化合物的分析？是否可以用紫外检测器测定黄芪甲苷的含量？

第七章 体内药物分析

实验三十 兔血浆中氨茶碱的双波长分光光度法的测定

【实验目的】

1. 掌握双波长分光光度法的基本原理。

2. 熟悉双波长分光光度法测定血浆中氨茶碱含量的基本操作。

3. 了解血样收集方法及血浆样品的一般处理方法。

【实验原理】 茶碱不易溶于水，对胃肠有刺激，故临床常用其盐类制剂，氨茶碱系茶碱和二乙胺缩合而成。在酸性条件下，可用有机溶剂从血浆中提出茶碱，并同时沉淀血浆蛋白；再用碱溶液把茶碱从有机溶剂中提出。

双波长法测定时，为消除本底（溶剂、血清）吸收的影响，利用经处理后的空白血浆在 274 nm 和 298 nm 附近找出等吸光度的两个波长 λ_1、λ_2，分别在 λ_1、λ_2 处测定血浆中茶碱的吸光度，A_1 为茶碱和本底的吸光度，A_2 为本底的吸光度，茶碱的吸光度为 $\Delta A=A_1-A_2$，绘制 $\Delta A\text{-}c$ 标准曲线，即可测定氨茶碱的血药浓度。

【仪器和试剂】

1. 仪器 紫外-可见分光光度计，低速离心机，抗凝试管，试管等。

2. 试剂 氨茶碱对照品储备液（精密称取氨茶碱对照品适量，用甲醇溶解并定容，使溶液浓度为 32 mg/ml），氨茶碱对照品溶液（精密量取氨茶碱对照品储备液适量，用 0.1 mol/L NaOH 溶液稀释成每 1 ml 中分别含有 0.5 μg、1.0 μg、2.0 μg、4.0 μg、8.0 μg、16.0 μg 的溶液），5% 异丙醇三氯甲烷溶液、0.1 mol/L NaOH 溶液、5% 戊巴比妥钠、肝素钠，0.1 mol/L HCl 溶液等。

3. 动物 家兔。

【实验步骤】

1. 血浆样品制备及处理 健康家兔颈总动脉插管，取血 1.5 ml，置于抗凝试管中，离心（3500 r/min）10 min，取空白血浆。然后从耳缘静脉快速注射氨茶碱生理盐水溶液（25 mg/ml）2 ml，分别于给药后 0 h、0.17 h（10 min）、0.33 h（20 min）、0.5 h、1 h、1.5 h、2 h、3 h 从颈总动脉取血约 1.5 ml，离心后分别取血浆样品至冰箱冷冻保存后待用。

吸取血浆样品 0.5 ml，置试管中，加 0.1 mol/L HCl 溶液 0.2 ml，5% 异丙醇三氯甲烷溶液 5 ml，缓慢振摇混匀 5 min，离心（3500 r/min）8 min，吸取三氯甲烷层（下层）4.0 ml 置另一试管中，加入 0.1 mol/L NaOH 溶液 4.0 ml，振摇均匀，离心（3500 r/min）10 min，吸取碱液（上层）3～3.5 ml，即为待测液。空白血清处理同上。

2. 波长选择 以 0.1 mol/L NaOH 溶液为空白，用处理后的空白血浆在 274 nm 和 298 nm 附近找出等吸光度的两个波长 λ_1、λ_2。

3. 氨茶碱标准曲线的制备及血药浓度测定 分别取各浓度氨茶碱对照品溶液 4 ml，以 0.1 mol/L NaOH 溶液为空白，于 λ_1 和 λ_2 波长处测定吸光度，绘制 $\Delta A\text{-}c$ 标准曲线。同法测定上述待测液的吸光度，计算 ΔA，根据标准曲线计算出茶碱在供试血浆样品中的含量。

【注意事项】

1. 采出的血要在试管中转动，使血液充分与抗凝剂结合，防止血液在试管中凝结，抗凝剂肝素钠用量不可过多，以免发生溶血。

2. 用紫外-可见分光光度法测定血浆样品时，首先用三氯甲烷萃取茶碱，提取振摇时应缓慢进行（如常采用上下轻轻颠倒的方式），切勿强烈振摇，否则出现严重的乳化现象，使分层困难。

3. 提取分析时，三氯甲烷的乳化会造成分离测定上的麻烦，用玻璃棒摩擦试管以破乳，或加几滴乙醇破乳，最后离心使分层。

4. 实验以 0.1 mol/L NaOH 溶液为空白调 "0"，而不是空白血浆。

5. 因不同仪器的波长精密度有差异，故在不同仪器上测定时应对波长组合进行校正。

【思考题】

1. 双波长分光光度法的基本原理是什么？

2. 测定氨茶碱的双波长是如何确定的？

实验三十一　高效液相色谱法测定血浆中法莫替丁

【实验目的】

1. 掌握高效液相色谱法的基本原理。

2. 熟悉高效液相色谱法测定血浆中法莫替丁的基本操作。

3. 了解血浆样品的一般处理方法。

【实验原理】　法莫替丁（$C_8H_{15}N_7O_2S_3$），[1-氨基-3-[[[2-[(二氨基亚甲基) 氨基]-4-噻唑基] 甲基] 硫基] 亚丙基] 硫酰胺。

将法莫替丁供试品制成甲醇溶液,以庚烷磺酸钠溶液-乙腈-甲醇（78：19：3）为流动相，C_{18} 柱进行分离，紫外检测器于 254 nm 检测吸收值，计算其含量。

【仪器和试剂】

1.仪器　高效液相色谱仪，C_{18} 柱（4.6×150 mm, 5 μm），低速离心机，高速离心机，涡旋仪，水浴装置，试管，抗凝试管等。

2.试剂　甲醇及乙腈（色谱纯），庚烷磺酸钠、碳酸钾、乙酸乙酯（AR），7.5% 盐酸羟胺溶液，氮气，冰醋酸，法莫替丁（对照品），饱和碳酸钾溶液，重蒸水等。

3.动物　家兔。

【实验步骤】

1.色谱条件　以十八烷基硅烷键合硅胶（C_{18}）为固定相；以庚烷磺酸钠溶液（取庚烷磺酸钠 2.0 g，加重蒸水 900 ml 溶解后，用冰醋酸调节 pH 至 3.9，加重蒸水至 1000 ml)-乙腈-甲醇（78：19：3）为流动相，检测波长为 254 nm，流速为 1.0 ml/min，柱温为 30 ℃。

2.标准溶液的制备　精密称取法莫替丁（对照品）10.0 mg，以甲醇为溶剂稀释并定容至 10 ml，配成含法莫替丁 1 mg/ml 的对照品储备液，4 ℃冰箱中保存。

3.血浆样品的收集　取体重约为 3 kg 的健康家兔，给药前禁食 8 ～ 12 h，从耳缘静脉（或其他部位）取血约 4 ml，置于抗凝试管中，离心（3000 r/min）10 min，取淡黄色上清液为空白血浆。然后从另一侧耳缘静脉按 5 mg/kg 给药，分别于给药后 5 min、15 min、0.5 h、1 h、1.5 h，从取血侧耳缘静脉取血 1.5 ml，置于抗凝试管中，缓缓转动试管，避免血液凝固，离心（3000 r/min）10 min，分离血浆置于冰箱中-20 ℃冷冻保存。

4. 血浆样品的处理　取冻存的血浆样品于 37 ℃的水浴中解冻，精密量取血浆样品 0.5 ml，置 10 ml 试管中，加入 7.5% 盐酸羟胺溶液 50 µl，涡旋混合 0.5 min，再加入 0.5 ml 饱和碳酸钾溶液，涡旋混合 0.5 min。然后加入 6 ml 乙酸乙酯，涡旋混合 10 min，离心 10 min（3000 r/min）。取上清液 5.5 ml 于 50 ℃水浴中用氮气吹干。残渣用 100 µl 流动相涡旋溶解，离心（10 000 r/min），分别取上清液作为供试液。

5. 标准曲线　取空白血浆 5 份置于离心管中（各 1 ml），依次加入法莫替丁对照品储备液，使血药浓度分别为 12.5 µg/ml、50 µg/ml、100 µg/ml、200 µg/ml、400 µg/ml。按"血浆样品的处理"项操作，并照法莫替丁血药浓度测定法测定，以法莫替丁的峰面积对其浓度进行线性回归，建立回归方程。

6. 血浆样本测定　取待测血浆样本 1.0 ml，按"血浆样品的处理"项操作，并按照法莫替丁血药浓度测定法测定，将测得的法莫替丁峰面积代入回归方程，计算血浆中法莫替丁浓度。

【注意事项】

1. 采出的血要在试管中转动，使血液充分与抗凝剂混合，防止血液在试管中凝结，同时避免剧烈振摇，以防溶血。

2. 法莫替丁遇光不稳定，故实验过程中用棕色瓶保存样品溶液。

3. 因本实验中所采用的流动相中含有离子对试剂，更换流动相时应注意互溶性，以防乳化、阻塞泵和管道；同时仪器使用完毕后应先用水（含少量甲醇）冲洗不低于 1 h，再依次提高甲醇的比例，直至纯甲醇。

【思考题】

1. 在高效液相色谱法测定法莫替丁时，应注意哪些基本试验条件及操作注意要点？

2. 进行分析前的样品纯化和浓缩有哪些方法？并简明阐述？

3. 反相高效液相色谱中，常用的离子对试剂有哪些？分别适应于哪一类物质的分离？

4. 在血浆样品处理中，加入 7.5% 盐酸羟胺溶液及饱和碳酸钾的目的分别是什么？

实验三十二　高效液相色谱法测定血浆中盐酸丁咯地尔

【实验目的】

1. 熟悉液-液萃取方法处理血浆样品的原理与方法。

2. 熟悉高效液相色谱法在体内药物分析的应用。

3. 掌握高效液相色谱法测定血浆中盐酸丁咯地尔的方法和步骤。

4. 掌握内标法计算血药浓度。

【实验原理】　盐酸丁咯地尔为丁咯地尔的盐酸盐，血样碱化后用正己烷-二氯甲烷（3∶1）进行萃取。流动相为甲醇-重蒸水-三乙胺（60∶40∶0.4）（用冰醋酸调节 pH 为 6.5），C_{18} 柱进行分离，紫外检测器于 275 nm 检测，以地西泮为内标物质计算血药浓度。

【仪器和试剂】

1. 仪器　高效液相色谱仪，离心机，具塞离心管，容量瓶（10 ml，100 ml），抗凝试管，水浴装置等。

2. 试剂　正己烷，二氯甲烷，1 mol/L NaOH 溶液，肝素，盐酸丁咯地尔对照品，地西泮对照品，甲醇，三乙胺，氮气，冰醋酸，重蒸水等。

3. 动物　家兔。

【实验步骤】

1. 对照品溶液的制备　盐酸丁咯地尔对照溶液：取盐酸丁咯地尔对照品约 10 mg，精密称定，置 100 ml 容量瓶中，用流动相溶解并稀释至刻度，避光冷藏。

地西泮（内标）对照溶液：取地西泮对照品适量，精密称定，用甲醇定量稀释成每 1 ml 中约含 10 μg 的溶液，避光冷藏。

2. 血浆样品制备 取体重约为 3 kg 的健康家兔，给药前禁食 8 ～ 12 h，从耳缘静脉（或其他部位）取血约 4 ml，置于抗凝试管中，离心（3000 r/min）10 min，取淡黄色上清液为空白血浆。然后从另一侧耳缘静脉按 5 mg/kg 给药，分别于给药后 5 min，15 min，0.5 h，1 h，1.5 h，2 h，从取血侧耳缘静脉取血 1.5 ml，置于抗凝试管中，缓缓转动试管，避免血液凝固，离心（3000 r/min）10 min，取血浆置于冰箱中冷冻保存。

3. 血浆样品处理 取冰冻的血浆样品在 37 ℃的水浴中解冻，量取血浆样品 0.5 ml，分别精密加入地西泮（内标）对照溶液 50 μl、1 mol/L NaOH 溶液 0.2 ml，涡旋混匀，再加入正己烷-二氯甲烷（3∶1）5.0 ml，涡旋 1 min，离心（3500 r/min）5 min，精密量取上清液 3 ml 于 37 ℃水浴中用氮气吹干，残留物用 150 μl 流动相涡旋溶解，离心分取上清液作为供试液。

4. 标准曲线 精密量取盐酸丁咯地尔对照溶液 0 ml、0.2 ml、0.5 ml、1 ml、2 ml、3 ml、5 ml 分别置于 10 ml 容量瓶中，用流动相稀释至刻度，再分别精密量取上述对照溶液 0.1 ml，置于离心管中，加入空白血浆 0.4 ml，使血浆中盐酸丁咯地尔的浓度分别为 0 μg/ml、0.4 μg/ml、1 μg/ml、2 μg/ml、4 μg/ml、6 μg/ml、10 μg/ml，然后照"血浆样品处理"项下方法，自"精密加入地西泮内标溶液 50 μl"起，同法处理，并照丁咯地尔血药浓度测定法测定。将丁咯地尔与内标地西泮的峰面积比，对血浆中盐酸丁咯地尔的浓度进行线性回归，即得。

5. 盐酸丁咯地尔血药浓度测定 按照高效液相色谱法（2020 年版《中国药典》四部通则 0512）测定。

色谱条件与系统适用性试验：用十八烷基硅烷键合硅胶为填充剂。以甲醇-重蒸水-三乙胺（60∶40∶0.4）并用冰醋酸调节 pH 为 6.5 为流动相。流速：1 ml/min。检测波长：275 nm。取空白样品和"标准曲线"项下的盐酸丁咯地尔 10 μg/ml 样品分别测定，丁咯地尔与地西泮的分离度应符合规定，理论塔板数按丁咯地尔峰计算大于 2000，空白样品色谱中，在丁咯地尔与地西泮位置应没有干扰。

测定法：取盐酸丁咯地尔血浆样品供试液 20 μl，注入高效液相色谱仪，记录色谱图，按内标法，以标准曲线进行计算即得。

【注意事项】

1. 采出的血要在试管中转动，使血液充分与抗凝剂混合，防止血液在试管中凝结。

2. 家兔耳缘静脉取血方法：将家兔放入仅露出头部及两耳的固定盒中，或由助手以手扶住。将耳缘静脉部位的毛拔去，用 75% 乙酸溶液局部消毒，待干。用手指轻轻摩擦兔耳，使静脉扩张，用连有 5.5 号针头的注射器在耳缘静脉末端刺破血管待血液漏出取血或将针头逆血流方向刺入耳缘静脉取血，取血完毕用棉球压迫止血。

【思考题】

1. 盐酸丁咯地尔血浆样品处理过程中加 1 mol/L NaOH 溶液 0.2 ml 的目的是什么？

2. 实验中添加内标物质地西泮的目的是什么？

3. 比较体内药物测定中"一次提取"与"二次提取"的优缺点。

第三篇 拓 展 篇

第八章 综合实验和自拟实验

实验一 食醋中总酸度的测定

【实验目的】

1. 掌握食醋中总酸度的测定原理及操作。

2. 熟悉强碱滴定弱酸的滴定过程，以及酚酞指示剂的滴定终点的判定。

【实验药品】 食醋中除了含有乙酸以外，还含有对身体有益的其他一些营养成分，如乳酸、葡萄糖酸、琥珀酸、氨基酸、糖、钙、磷、铁、维生素 B_2 等。不同食醋中所含乙酸的量也不同，含量在 3% ~ 5%。用 NaOH 标准溶液滴定，选用酚酞作指示剂，测得的是食醋的总酸度。

$$\underset{\text{乙酸acetic acid}}{\overset{\displaystyle \overset{O}{\underset{\displaystyle \underset{CH_3}{C-OH}}{\|}}}{}}$$

乙酸，分子式：$C_2H_4O_2$。分子量：60.05。

理化性质：乙酸是无色液体，有强烈刺激性气味。本品为一元弱酸，$pKa=4.74$，熔点为 16.6 ℃，沸点为 117.9 ℃，相对密度为 1.0492 g/ml。易溶于水、乙醇和乙醚。含量在 96% 以上的乙酸在 16.6 ℃ 以下时结成冰状的固体，所以常称为冰醋酸。

【实验要求】 测定不同食醋中的总酸度。根据所购食醋的具体情况及已给出的实验步骤，列出实验所需的仪器及试剂，阐明实验原理及计算公式。

【实验设计】 食醋总酸度可用酸碱滴定法测定。需用已知浓度的 NaOH 滴定液进行酸碱滴定。

1. NaOH 标准溶液的配制和标定 由于 NaOH 易吸收空气中的 CO_2 和水分，所以不能用直接称量法配制 NaOH 标准溶液。需采用基准物质来标定 NaOH 的准确浓度。标定 NaOH 标准溶液时，常用邻苯二甲酸氢钾或草酸等作基准物质。邻苯二甲酸氢钾是一元酸，与 NaOH 溶液 1∶1 反应，化学计量点时溶液 pH 约为 9.1，可用酚酞作指示剂，反应如下：

$$\underset{}{\overset{}{\bigcirc}}\!\!\!\begin{array}{l}-COOH\\-COOK\end{array} + NaOH \longrightarrow H_2O + \underset{}{\overset{}{\bigcirc}}\!\!\!\begin{array}{l}-COONa\\-COOK\end{array}$$

2. 酸碱滴定 实验反应方程：$HAc+NaOH \rightleftharpoons NaAc+H_2O$

反应产物呈弱碱性，因此常选用酚酞指示滴定终点。

【实验步骤】

1. 0.1 mol/L NaOH 标准溶液的标定 准确称量邻苯二甲酸氢钾（于 105 ~ 110 ℃下干燥）约 0.45 g→倒入锥形瓶中，用 100 ml 新沸放冷蒸馏水溶解完全→加入 2 滴酚酞指示剂→用已标定的 NaOH 标准溶液滴定至粉红色，30 s 内不褪色即为滴定终点→平行操作三份，并计算 NaOH 溶液浓度。

2. 食醋总酸度的测定 用移液管准确移取食醋适量（依据乙酸含量及实验室所用仪器自行设计）于 250 ml 容量瓶中并用蒸馏水定容→移取 50.00 ml 稀释后的食醋于锥形瓶中→加入 50 ml 蒸馏水和 2 滴酚酞指示剂混合均匀，用 NaOH 标准溶液滴定至粉红色 30 s 不褪色→平行操作三份，计算食醋中的总酸度（用乙酸的含量来表示，单位：g/100 ml）。

【注意事项】

1. 所用锥形瓶外壁需编号。

2. 由于 NaOH 固体易吸收空气中的 CO_2 和水分，不能直接配制碱标准溶液，常用基准物质进行标定。

3. 滴定前需重新将滴定管中的 NaOH 标准溶液装到零刻度。

【思考题】

1. 为什么滴定前需重新将滴定管中的 NaOH 溶液装到零刻度？

2. 本次实验能否改用甲基橙指示剂？

3. 为何在滴定前需要稀释乙酸溶液？

实验二　非水滴定分析法测定烟草中尼古丁的含量

【实验目的】

1. 熟悉非水滴定分析法的原理和操作。

2. 掌握用非水滴定分析法测定烟草中尼古丁的含量方法。

【实验药品】

尼古丁 nicotine

化学名称：1-甲基-2-(3-吡啶基) 吡咯烷。分子式：$C_{10}H_{14}N_2$。分子量：162.23。

尼古丁又名烟碱，是一种难闻、味苦、无色透明的油质液体，挥发性强，在空气中极易氧化成暗灰色，在低于 60 ℃时与水能混溶，极易溶于甲醇、乙醇、乙醚、三氯甲烷和石油醚。有吡啶臭和焦辣味，极易吸湿，在空气或光线中逐渐变成棕黄色，有剧毒。它是烟草中的一种主要生物碱，在烟草植物中以柠檬酸盐或苹果酸盐形式存在，含量平均达 4%。它的二级离解常数分别为 $K_{b1}=7.0×10^{-7}$，$K_{b2}=1.4×10^{-11}$，可以使红色石蕊试纸变蓝，也可以使酚酞指示剂变红。可被 $KMnO_4$ 溶液氧化生成烟酸，与生物碱试剂作用产生沉淀。本品有旋光性，天然的是左旋体。其密度为 1.01 g/ml，熔点为 –79 ℃，沸点为 247 ℃（分解）。

【实验要求】　依据尼古丁的性质可进行其含量测定。请根据已知的实验步骤，进行实验的初步设计，列出实验所需的仪器及试剂，思考实验原理及计算公式。

【实验设计】　根据其离解常数判断，本品虽为碱性物质但无法使用直接酸碱滴定方法，需用非水滴定法。注意烟草的前处理方法。

【实验步骤】

1. 邻苯二甲酸氢钾标准溶液的制备　准确称取约 0.2 g 邻苯二甲酸氢钾于 25 ml 小烧杯内，加 15 ml 冰醋酸使其溶解（必要时可小火助溶），转入 25 ml 容量瓶中，用冰醋酸稀释至刻度，摇匀。根据邻苯二甲酸氢钾的质量，计算该标准溶液的准确浓度（$M_{KHC_8H_4O_4}=204.2$）。

2. 高氯酸标准溶液的标定　准确吸取上述邻苯二甲酸氢钾标准溶液 1 ml 于 25 ml 干燥的锥形瓶中，加入结晶紫指示剂 1 滴，用高氯酸标准溶液滴定至溶液由紫色突变为亮蓝色，即为终点，重复测定 3 次。根据耗去高氯酸标准溶液的体积，计算高氯酸标准溶液的浓度。

3. 烟草中尼古丁含量的测定　烟草样品须预先在 80 ～ 85 ℃烘 1.5 h，研碎，全部过筛（20 目）。准确称取上述经过处理的烟草样品适量（请根据烟草中尼古丁的含量及实验仪器自行设计）于 150 ml 碘量瓶中，加入 0.5 g 氢氧化钡固体和 8 ml 氢氧化钡饱和溶液，摇动碘量瓶，使烟草样品完全润湿。准确吸取 50 ml 甲苯-三氯甲烷溶液于烟草样品中，盖紧盖子，剧烈摇动 20 min，加入 1 g 硅藻土，再摇动，使其分散。分层后将有机相过滤于干燥碘瓶中，加入 0.5 g 无水硫酸镁，振荡 15 min，再过滤于另一干燥瓶中，盖上盖子备用。

吸取 2.00 ml 上述滤液于 25 ml 干燥的锥形瓶中，加 1 滴结晶紫指示剂，用高氯酸标准溶液滴定至溶液由紫色突变为亮蓝色即为终点，重复测定 3 次。根据耗去高氯酸标准溶液的体积，计算烟草中尼古丁的含量。

【注意事项】

1. 本实验为非水滴定，整个实验过程不能带入水。

2. 本实验以结晶紫冰醋酸溶液为指示剂，终点附近的颜色变化为紫-亮蓝-绿-黄，终点应为亮蓝色。

【思考题】

1. 邻苯二甲酸氢钾常用于标定 NaOH 溶液的浓度，为什么在本实验中却能用来标定高氯酸标准溶液的浓度？

2. 在烟草前处理过程中，加入氢氧化钡和硅藻土的作用分别为何？

实验三　紫外-可见分光光度法测定药物含量的方法学研究

【实验目的】

1. 掌握紫外-可见分光光度法中分析方法验证的内容和要求。

2. 熟练掌握紫外-可见分光光度法的使用。

【实验药品】

对乙酰氨基酚 paracetamol

化学名称：4'-羟基乙酰苯胺。分子式：$C_8H_9NO_2$。分子量：151.16。

对乙酰氨基酚又名对羟基苯基乙酰胺、扑热息痛、对乙酰氨基苯酚、对羟基乙酰苯胺、醋氨酚，为棱柱体结晶或白色结晶性粉末。相对密度为 1.293 g/ml，熔点为 168 ～ 172 ℃，能溶于乙醇、丙酮和热水，微溶于水，不溶于石油醚及苯。饱和水溶液 pH 为 5.5 ～ 6.5。无臭，味微苦。对乙酰氨基酚是一个解热镇痛药。首先发现于 19 世纪末，是毒性更大的止痛药非那西丁的一个活性代谢物，目前已得到广泛应用。

2020 年版《中国药典》规定，对乙酰氨基酚片含量测定方法：取本品 10 片，精密称定，研细，精密称取适量（约相当于对乙酰氨基酚 40 mg），置 250 ml 容量瓶中，加 0.4% NaOH 溶液 50 ml 及蒸馏水 50 ml，振摇 15 min，加蒸馏水稀释至刻度，摇匀，滤过，弃去初滤液，精密量取续滤液 5 ml，置 100 ml 容量瓶中，加 0.4% NaOH 溶液 10 ml，加蒸馏水稀释至刻度，摇匀，按照紫外-可见分光光度法，在 257 nm 的波长处测定吸光度，按 $C_8H_9NO_2$ 的吸收系数（$E_{1cm}^{1\%}$）为 715 计算。

【实验要求】　药品质量标准的分析方法根据其使用对象和检验目的都有相应的效能指标。对分析方法评价的目的不仅是要验证采用的方法是否适合于相应的检验要求，同时也是建立新的分析方法的实验研究依据。

现已知对乙酰氨基酚片的含量测定法，设计其方法学考察项目，交由教师审阅，然后依据设计及教师意见进行对乙酰氨基酚片含量测定的方法学考察。

【实验设计】 制剂中有效成分的含量测定方法的验证内指标包括准确度、精密度、专属性、线性、范围、耐用性、检测限和定量限等。

【实验步骤】 请依据原理设计实验步骤,并依照所设计的步骤进行方法学考查。

【注意事项】

1. 紫外-可见分光光度法含量测定的方法学考察项目中,并非所有的项目都需进行,应根据规定选择考查项目。

2. 关于考查时所用的仪器,测定次数、方法等都有严格的规定。

【思考题】

1. 紫外-可见分光光度法定量时,其分析方法验证的内容和要求有哪些?

2. 对乙酰氨基酚片能否用其他方法进行定量?请简述原理及前处理方法。

实验四 不同剂型盐酸环丙沙星的含量测定方法比较

【实验目的】

1. 比较不同剂型药物中相同组分的不同前处理及测定方法。

2. 学习查阅文献及设计实验的一般流程。

3. 掌握盐酸环丙沙星的基本含量测定方法。

【实验药品】 盐酸环丙沙星为喹诺酮类抗菌药,具广谱抗菌作用,现已有片剂、胶囊剂、滴眼剂等剂型。

盐酸环丙沙星 ciproflxacin hydrochlride

化学名称:1-环丙基-6-氟-1,4-二氢-4-氧代-7-(1-哌嗪基)-3-喹啉羧酸盐酸盐-水合物。分子式:$C_{17}H_{18}FN_3O_3 \cdot HCl \cdot H_2O$。分子量:385.82。

盐酸环丙沙星为白色或微黄色结晶性粉末;几乎无臭,味苦。在水中溶解,在甲醇中微溶,在乙醇中极微溶解,在三氯甲烷中几乎不溶,在 NaOH 试液中易溶。

【实验要求】

1. 请根据剂型按 2020 年版《中国药典》方法进行含量测定。

2. 请查阅文献资料,为原料药设计一种与 2020 年版《中国药典》不同的含量测定方法,并比较两者的优缺点。

3. 在实验步骤 3 中列出了几种旧版《中国药典》方法,请按此方法进行操作,与 2020 年版《中国药典》方法的结果进行比较。

【实验设计】 根据盐酸环丙沙星的结构及性质进行实验设计。

1. 可根据盐酸环丙沙星的酸碱性进行设计。

2. 盐酸环丙沙星含有氟,只需测定氟的含量即可测定盐酸环丙沙星的量。

3. 盐酸环丙沙星具有紫外吸收,通过一定的前处理,即可测定。

【实验步骤】

1. 2020 年版《中国药典》方法

(1)原料药:本品按无水无溶剂物计算,含 $C_{17}H_{18}FN_3O_3$ 不得少于 88.5%。

色谱条件与系统适用性试验:用十八烷基硅烷键合硅胶为填充剂;以 0.025 mol/L 磷酸溶液-乙腈(87∶13)(用三乙胺调节 pH 至 3.0±0.1),检测波长为 278 nm,流速为 1.5 ml/min。

称取氧氟沙星对照品、环丙沙星对照品和杂质 I 对照品各适量，加流动相溶解并稀释制成每 1 ml 中约含氧氟沙星 5 μg、环丙沙星 0.1 mg 和杂质 I 10 μg 的混合溶液，取 20 μl 注入液相色谱仪，记录色谱图，环丙沙星的保留时间约为 12 min，环丙沙星峰与氧氟沙星峰的分离度均应符合要求。

测定法：取本品适量，精密称定，加流动相溶解并定量稀释制成每 1 ml 中约含 0.1 mg 的溶液，精密量取 20 μl 注入液相色谱仪，记录色谱图；另取环丙沙星对照品，同法测定。按外标法以峰面积计算供试品中 $C_{17}H_{18}FN_3O_3$ 的含量。

（2）片剂：照高效液相色谱法测定。本品含环丙沙星（$C_{17}H_{18}FN_3O_3$）应为标示量的 90.0% ～ 110.0%。

色谱条件与系统适用性试验：用十八烷基硅烷键合硅胶为填充剂；以 0.025 mol/L 磷酸溶液-乙腈（87：13）（用三乙胺调节 pH 至 3.0±0.1），检测波长为 278 nm，流速为 1.5 ml/min。取本品 10 片，精密称定，研细，精密称取细粉适量（约相当于环丙沙星 0.2 g），置 200 ml 容量瓶中，加流动相适量振摇使溶解并稀释至刻度，摇匀，滤过，精密量取续滤液 5 ml，置 50 ml 容量瓶中，用流动相稀释至刻度，摇匀，照盐酸环丙沙星项下的方法测定，即得。

（3）滴眼剂：照高效液相色谱法测定。本品含环丙沙星（$C_{17}H_{18}FN_3O_3$）应为标示量的 90.0% ～ 110.0%。

精密量取本品 3 ml（约相当于环丙沙星 9 mg），置 100 ml 容量瓶中，用流动相稀释至刻度，摇匀，照盐酸环丙沙星项下的方法测定，即得。

2. 设计部分 请为原料药设计与 2020 年版《中国药典》不同原理的含量测定法。

3. 比较部分 依照下列方法进行含量测定，比较其与 2020 年版《中国药典》的不同。

（1）片剂：0.05 mol/L 柠檬酸溶液-乙腈（82：18）用三乙胺调节 pH 至 3.5 为流动相；检测波长为 277 nm。理论塔板数按盐酸环丙沙星峰计算应不低于 2000，盐酸环丙沙星峰与相邻杂质峰的分离度应符合规定。

测定法：取本品 20 片，精密称定，研细，精密称取细粉适量（约相当于环丙沙星 20 mg），置 50 ml 容量瓶中，加重蒸水适量，振摇使溶解，并稀释至刻度，摇匀，滤过，精密量取续滤液 2 ml，置 50 ml 容量瓶中，加重蒸水稀释至刻度，摇匀，作为供试品溶液。另精密称取在 105 ℃ 干燥至恒重的盐酸环丙沙星对照品适量（约相当于环丙沙星 20 mg），置 50 ml 容量瓶中，加重蒸水适量使溶解，并稀释至刻度，摇匀，精密量取 2 ml，置 50 ml 容量瓶中，加重蒸水稀释至刻度，摇匀，作为对照品溶液。分别取供试品溶液与对照品溶液各 10 μl 注入液相色谱仪，记录色谱图，按外标法以峰面积计算，即得。

（2）滴眼剂：照高效液相色谱法测定。本品含环丙沙星（$C_{17}H_{18}FN_3O_3$）应为标示量的 90.0% ～ 110.0%。

色谱条件与系统适用性试验：用十八烷基硅烷键合硅胶为填充剂；以 0.05 mol/L 柠檬酸溶液-乙腈（82：18）用三乙胺调节 pH 至 3.5 为流动相；检测波长为 277 nm。理论塔板数按盐酸环丙沙星峰计算应不低于 2000，盐酸环丙沙星峰与相邻杂质峰的分离度应符合规定。

测定法：精密量取本品 2 ml（约相当于环丙沙星 6 mg），置 50 ml 容量瓶中，加重蒸水稀释至刻度，摇匀，精密量取 5 ml，置 50 ml 容量瓶中，加重蒸水稀释至刻度，摇匀，作为供试品溶液。另精密称取在 105 ℃ 干燥至恒重的盐酸环丙沙星对照品适量（约相当于环丙沙星 20 mg），置 50 ml 容量瓶中，加重蒸水适量使溶解，并稀释至刻度，摇匀，精密量取 2 ml，置 50 ml 容量瓶中，加重蒸水稀释至刻度，摇匀，作为对照品溶液。分别取供试品溶液与对照品溶液各 10 μl 注入液相色谱仪，记录色谱图，按外标法以峰面积计算。

【注意事项】

1. 在高效液相测定中，不同色谱柱对流动相的酸度要求不同，应注意控制流动相 pH 的范围在色谱柱适用范围内。

2. 高效液相法对照品溶液为三种对照品的混合物，要注意判断峰的位置。

【思考题】

1. 上述剂型的制备过程是什么？其主要辅料是什么？是否会对测定造成影响？

2. 试比较上述各种方法的优缺点。

3. 讨论不同方法用于测定同种药物时的结果差异，原因何在？

实验五 药房制剂快速检验

【实验目的】

1. 掌握滴定分析在医院药房制剂快速检验中的应用。

2. 掌握医院药房制剂的快速检验方法和操作技能。

3. 掌握碘酊的快速化学检验法。

4. 了解快速检验的特点。

【实验药品】 复方碘溶液，为甲状腺激素合成的原料，用以预防和治疗地方性甲状腺肿。其处方如下：

［处方］

碘	5.0 g
碘化钾	10.0 g
加水至	100.0 ml

单质碘呈紫黑色晶体，密度为 4.93 g/cm³，原子量为 126.9，熔点为 113.5 ℃，沸点为 184.35 ℃。本品具有金属光泽，性脆，易升华，有毒性和腐蚀性，易溶于乙醚、乙醇、三氯甲烷和其他有机溶剂，也溶于氢碘酸和碘化钾溶液而呈深褐色。

碘化钾为无色或白色立方晶体，密度 3.13 g/cm³，熔点 686 ℃，沸点 1330 ℃。无臭，有浓苦咸味。溶于乙醇、丙酮、甲醇和甘油，微溶于乙醚，易溶于水，溶解时吸热。水溶液遇光变黄，并析出游离碘。

【实验要求】

1. 请根据碘和碘化钾的性质设计其鉴别实验，要求所设计的方法能准确进行定性鉴别，专属性好。

2. 根据所给出的含量测定方法进行碘和碘化钾的含量测定，并思考其反应原理。

3. 快速检验的任务：医院药房每天要提供许多制剂给患者使用，制剂质量的好坏直接关系患者的安危。快速分析是对药房调配工作质量进行检查监督的主要方法，是揭露和发现由于工作疏忽或其他原因而造成的错误结果，其本身不能对这些现象进行事先的防止和直接的杜绝。

4. 快速分析的操作特点如下所示。

（1）要求分析的时间尽可能短一些，以便将配好的制剂进行分装或对不合格的制剂进行调整后再分装。

（2）为了适应定性分析取供试品少（固体一般为 1～10 mg，液体为 1～5 滴）的特点，通常采用点滴分析，即在滤纸上、瓷点滴板上或小试管中进行。

【实验步骤】

1.鉴别 自行设计方法，要求能准确鉴别出碘、碘离子和钾离子，专属性好。

2. 含量测定

（1）0.1000 mol/L 硫代硫酸钠溶液及 0.1000 mol/L 硝酸银溶液的配制：按《中国药典》附录规定方法标定出准确浓度的硫代硫酸钠溶液及硝酸银溶液，用吸量管及容量瓶配制成溶液浓度为 0.1000 mol/L 的滴定液。

（2）碘的测定：精密量取供试液 1 ml，置小碘量瓶中，加蒸馏水稀释成 10 ml，加乙酸 1 滴，用 0.1000 mol/L 硫代硫酸钠溶液滴至黄色恰好消失，即为终点。消耗滴定液的限量为 1.42 ～ 1.73 ml。

（3）碘化钾的测定：将以上滴至终点的供试液，加乙酸 4 滴及伊红钠指示剂 2 滴，用 0.1000 mol/L 硝酸银溶液滴至沉淀由黄色转变为玫瑰红色。消耗溶液限量为 0.81 ～ 0.99 ml，但实际消耗硝酸银溶液应为 0.81 ml 加测碘时消耗的硫代硫酸钠溶液体积至 0.99 ml。

【注意事项】

1. 鉴别碘化钾时，碘的存在有干扰，必须使游离碘全部挥发后，方可做钾盐和碘化物的鉴别。

2. 外用药，允许误差为 ±10%，即含碘应为 1.8% ～ 2.2%，故消耗滴定液的下限为 1.42 ml，上限为 1.37 ml。含碘化钾为 1.35% ～ 1.65%，故消耗滴定液的下限为 0.81 ml，上限为 0.99 ml。

消耗标准溶液体积（V）的计算：

$$V = \frac{G}{T}$$

下限 $= V \times 90\%$，上限 $= V \times 110\%$

式中，G 为供试品中应含待测组分的量；T 为每 1 ml 标准溶液相当于待测组分的重量，即滴定度。

在测定碘化钾时，除碘酊中原有的碘化钾消耗硝酸银溶液外，在前一步测定碘时产生的碘化物也同时消耗硝酸银溶液，但可通过计算求得制剂中所含碘化钾的含量。

被测的碘离子既有碘酊中的碘化钾又有上一步测碘时产生的碘化物，同时消耗硝酸银溶液。根据由碘产生的碘化物的量与测碘时消耗硫代硫酸钠溶液的量相等，故碘化钾的量应为硝酸银溶液的总量减去上一步测碘时消耗硫代硫酸钠溶液的量。

$$w_{KI} = \frac{(C_{Ag^+} V_{Ag^+} - C_{S_2O_3^{2-}} V_{S_2O_3^{2-}}) \times 10 \times 166.0}{S} \times 100\%$$

式中，S 为药品的标示量。

【思考题】

1. 快速化学检验的特点是什么？

2. 在进行含量测定时，消耗滴定液的限量是怎样计算的？如何用换算因数法求出被测组分的含量百分比？怎样求得换算因数？

3. 测定碘的含量时，若滴加的硫代硫酸钠溶液超过终点，但未超过其上限，对测定结果是否有影响？为什么？

4. 试述含量测定的原理及所用试剂的作用。

第九章 设计性实验

实验六 地塞米松磷酸钠注射液含量测定

【实验目的】

1. 掌握地塞米松磷酸钠注射液的含量测定方法。

2. 根据药物的化学结构及查阅文献，选择适当实验方法，进行含量测定。

3. 掌握药物含量测定方法的基本操作及药物含量的计算方法。

4. 培养独立分析问题、解决问题的能力及实际动手能力。

【实验药品】

地塞米松磷酸钠 dexamethasone sodium phosphate

化学名称：16α-甲基-11β,17α,21-三羟基-9α-氟孕甾-1,4-二烯-3,20-二酮-21-磷酸酯二钠盐。
分子式：$C_{22}H_{28}FNa_2O_8P$。分子量：516.41。

地塞米松磷酸钠属肾上腺皮质激素类，为白色或微黄色结晶粉末，有吸湿性。溶于水（1:2），难溶于无水乙醇、不溶于三氯甲烷和乙醚。1% 的水溶液呈右旋性，pH 为 7.5 ~ 10.5。浓度为 6.7% 的溶液与血清等渗。地塞米松磷酸钠注射液为地塞米松磷酸钠的无菌水溶液，含地塞米松磷酸钠应为标示量的 90.0% ~ 110.0%。

【实验要求】 现已列出地塞米松磷酸钠注射液的高效液相色谱法，但本品仍可使用其他不同原理的方法进行测定。请自行查阅相关文献，参考提示，选择合适的方法，设计实验步骤。

【实验设计】

1. 高效液相色谱法 高效液相色谱具有良好的分离能力，是制剂的首选含量测定方法。地塞米松磷酸钠在 240 nm 附近有最大吸收峰，可用紫外检测器进行检测。

2. 分光光度法 地塞米松磷酸钠在 240 nm 附近有最大吸收峰。请自行查阅文献，明确实验药品制剂的其他成分后，判断其是否会干扰测定；若会干扰测定，是否能用前处理、双波长法、差示法等手段进行测定，写出具体实验步骤。

3. 异烟肼比色法 地塞米松磷酸钠在酸性条件下能与异烟肼发生显色反应，其产物在 380 nm 波长处有最大吸收，可用外标法进行测定。写出具体实验步骤。

【实验步骤】

1. 高效液相色谱法 精密移取本品适量（约相当于乙酸地塞米松 2.5 mg），置 50 ml 容量瓶中，并用流动相稀释至刻度，摇匀，过 0.45 μm 滤膜，作为供试品溶液。进样 20 μl，注入高效液相色谱仪，记录色谱图；另精密量取地塞米松磷酸钠对照品储备液 2.5 ml，置 10 ml 容量瓶中，加流动相稀释至刻度，同法测定。按外标法以峰面积计算出供试品中乙酸地塞米松的含量。

2. 其他方法 请按照方案二、三原理设计地塞米松磷酸钠的含量测定步骤。

【注意事项】

1. 进行高效液相色谱法、比色法及分光光度法检测时，所选定的检测波长应当采用实际最大吸收波长。

2. 明确实验药品制剂的其他成分后，判断其是否会干扰测定。

3. 药物含量测定至少平行分析三份，计算相对标准差。若相对标准差不合格，应另取样再行测定。

【思考题】

1. 写出地塞米松磷酸钠注射液的组成成分。

2. 写出你所设计的方案的基本原理及所用试剂的作用。

实验七　混合物中钙和镁的测定

【实验目的】

1. 学习测定混合物中钙、镁含量的多种方法。

2. 学习实际试样的预处理方法。

3. 培养学生分析和解决实际问题的能力。

【实验药品】 可选用的待测样品有多种，如鸡蛋壳（主要成分为 $CaCO_3$，其次为 $MgCO_3$、蛋白质、色素及少量铁和铝等）、煤灰（钾、钠、铁、钙、镁、锰等）、钙镁磷化肥、水样等。

【实验要求】 钙和镁在自然界中广泛存在，药物监测中也常需要对钙和镁的含量进行测定。要求学生以 4 人一组，选择一种含钙镁的混合物，依据混合物特点和杂质种类，自行设计样品前处理方法及含量测定实验方案，交指导教师后，在教师的指导下进行实验，并写出实验报告。

【实验设计】

1. 配位滴定法 取一份试液（如 25.00 ml）置于锥形瓶中，加入 3 ml 三乙醇胺，10 ml NH_3-NH_4Cl 缓冲溶液，2 滴铬黑 T，用 EDTA 标准溶液滴定至由紫红色变为纯蓝色，平行操作 3 次，计算钙、镁的总物质的量。

另取一份试液（如 25.00 ml）置于锥形瓶中，用 6 mol/L NaOH 溶液调 pH 为 12 ~ 13，加少量钙指示剂，用 EDTA 标准溶液滴定至由紫红色变为纯蓝色，平行操作 3 次，计算钙的含量。

2. 酸碱滴定法 准确称取一定量粉碎的样品于锥形瓶中，加入过量的 HCl 溶液溶解样品，再加 2 滴酚酞指示剂，混匀，用 NaOH 标准溶液滴定至微红色，且 30 s 内不褪色即为终点。记录滴定终点，平行操作 3 次，并计算钙、镁的总物质的量。

3. 氧化还原滴定法 精密移取一份试液（如 25.00 ml）置于锥形瓶中，加入 $(NH_4)_2C_2O_4$ 生成沉淀，将沉淀过滤、洗涤、用 H_2SO_4 溶解，用 $KMnO_4$ 标准溶液滴定至微红色即为终点，记录数据。平行操作 3 次，并计算钙、镁的总量。化学反应为

$$5C_2O_4^{2-}+2MnO_4^-+16H^+ \stackrel{}{=\!=\!=} 2Mn^{2+}+10CO_2\uparrow+8H_2O$$

4. 原子吸收法 原子吸收法是利用待测元素原子蒸气中的基态原子对该元素的特征谱线的吸收来测定待测元素的分析方法。装上不同的空气阴极灯，调节仪器操作条件，用以测定不同的元素含量。

【实验步骤】

1. 配位滴定法测定混合物中钙、镁的含量

（1）试样前处理：请根据待测物的性质自行设计。

（2）钙、镁总含量的测定：准确移取待测物试液 25.00 ml 于锥形瓶中，加 10 ml NH_3-NH_4Cl 缓冲溶液和 2 滴铬黑 T 指示剂，用 EDTA 溶液滴定至溶液由紫红色变为纯蓝色即为终点，记录

最终读数。平行测定 3 次，求出钙、镁的总含量。

（3）钙含量的分别测定：准确移取待测物试液 25.00 ml 于锥形瓶中，用 6 mol/L NaOH 溶液调 pH 为 12～13，加少量钙指示剂，用 EDTA 溶液滴定至溶液由紫红色变为纯蓝色即为终点，记录最终读数。平行测定 3 次，求出钙的含量。

（4）计算：根据上述实验步骤，计算样品中钙、镁的各自平均含量。

2. 其他方法　其他方法的具体步骤请依照方案一的形式自行设计。

【注意事项】

1. 固体样品需要经过预处理，才能达到分析测定的要求。

2. 可以根据实验室实际条件设计多种方案进行测定。

3. 需事先查找文献资料，大致估计所测物质的钙、镁含量。

【思考题】

1. 试比较上述四种方案的优缺点。

2. 请为其他方法设计具体的实验步骤。

实验八　葡萄糖氯化钠注射液中两组分的含量测定

【实验目的】

1. 掌握不同葡萄糖测定方法的基本原理与方法。

2. 掌握氯化钠测定方法的基本原理与方法。

【实验药品】

葡萄糖 glucose

葡萄糖氯化钠注射液（glucose and sodium chloride injection）是葡萄糖或无水葡萄糖与氯化钠的灭菌水溶液。本品为无色或几乎无色的澄清液体，味甜。主要用于补充电解质和水，用于各种原因引起的大量体液流失或未知临床状况，以及患者在外科手术前后脱水。葡萄糖是血液中基本的循环糖和人体主要能量来源。氯化钠是重要的水溶性电解质。本品含葡萄糖（$C_6H_{12}O_6$）与氯化钠（NaCl）以干燥品计均应为标示量的 95.0%～105.0%。

【实验要求】　请在老师的指导下设计实验步骤。

【实验设计】

1. 葡萄糖的检测方法

（1）旋光法：葡萄糖为旋光性药物，其比旋度为+52.5°，用旋光计测出样品溶液的旋光度后，根据公式可计算含量。

$$c = \frac{100\alpha}{[\alpha]_D^t L}$$

式中，$L=2$ dm；$[\alpha]_D^{25}=52.5°～53.3°$。

（2）折光法：光线自一种透明介质进入另一透明介质的时，由于两种介质的密度不同，光的进行速度发生变化，即发生折射现象。一般折光率系指光线在空气中进行的速度与在供试品中进行速度的比值。折光率以 n_D^t 表示，D 为以钠光的 D 线作光源，t 为测定时的温度。计算公式如下：

$$n_D^t = n_{D水}^t + F \cdot P$$

$$P = \frac{n_D^t - n_{D水}^t}{F}$$

20 ℃蒸馏水的折光率为 1.3330，20 ℃葡萄糖的折光率因素为 0.001 42，所以测定 20 ℃时供试液葡萄糖氯化钠注射液的折光率就可求得其含量。

（3）氧化还原滴定法：葡萄糖具有还原性，可与氧化剂发生反应。可利用氧化还原滴定求得葡萄糖的含量。

2. 氯化钠的检测方法

（1）氯离子可与银离子形成氯化银沉淀。

（2）原子吸收光谱可测定钠离子的含量。

请判断这些方法是否可行。若可行，请设计出具体的实验步骤，并写出实验所需的仪器和试剂。

【实验步骤】　请依据所设计的步骤进行测定并计算含量。

【注意事项】

1. 注意葡萄糖与氯化钠的理化性质差异，避免干扰。

2. 上述方法仅供参考，请自行判断可行性。

【思考题】

1. 具体说明上述方法中，哪些可行，哪些不可行，为什么？

2. 若注射剂中氯化钠不存在，请为葡萄糖注射液设计几种不同的含量测定方法。

实验九　复方阿司匹林片中阿司匹林、非那西丁、咖啡因的含量测定

【实验目的】

1. 掌握复方制剂中各成分含量测定的基本原理和测定方法。

2. 掌握复方制剂的分析特点。

【实验药品】　复方阿司匹林片，又称复方乙酰水杨酸片，为复方制剂。在分析复方制剂时，既应考虑赋形剂等附加成分的影响，又要考虑主成分之间的相互影响。复方阿司匹林片中含有三种主成分：每片含阿司匹林（$C_9H_8O_4$，M=180.16）220 mg、非那西丁（$C_{10}H_{13}NO_2$，M=179.22）150 mg 和咖啡因（$C_8H_{10}N_4O_2$，M=194.19）35 mg。由于三种成分性质差异大，需要选用不同的方法进行测定。通过本实验，可以使学生掌握复方制剂的特点及每种成分的分析原理及操作技能。

阿司匹林 aspirin　　　咖啡因 caffeine

非那西丁 phenacetin

【实验要求】

1. **预习**　根据教师的指导要求，查阅相关资料，依据药物的结构，制订样品前处理及分析方案；列出实验所用各种仪器的名称、规格及数量；写出所用试药、试液；列出操作要求及注意事项。

2. 操作 分析天平的正确使用；各种仪器的正确使用。

3. 实验报告 原始记录真实、准确，符合要求；实验报告书写规范；测定结果与实际相符，并在规定的误差范围内。

【实验设计】 根据各种样品中各成分的化学结构及性质制订含量测定方法，提示如下。

1. 试查看各成分的酸碱性强弱，判断是否可进行酸碱滴定。

2. 非那西丁具有潜在的芳伯氨基。

3. 试查看各成分是否具有氧化还原性，判断是否可进行氧化还原滴定。

4. 色谱法具有良好的分离能力，判断各成分是否能用色谱法检测。

5. 查看各成分是否有紫外吸收，判断各成分是否能用分光光度法进行检测。各成分与辅料是否相互干扰，若有干扰，应如何消除。

【实验步骤】 请依据上述提示，查阅相关资料，自行设计实验步骤，依照所设计的步骤进行含量测定并进行计算。

【注意事项】

1. 此药品为复方制剂，在进行方法设计时要充分考虑不同组分及辅料的干扰。

2. 对收集来的文献进行整理、分类，比较各种方法的优缺点及使用范围。

3. 在设计取样量时应当依据药品的标示量及平均片重，并符合误差要求。

【思考题】

1. 写出上述三种组分含量测定的原理。

2. 咖啡因能否采用一般含氮碱的方法测定？为什么？

3. 测定阿司匹林、非那西丁和咖啡因时，各自的取样量如何计算？

实验十　烟酸片含量测定

【实验目的】

1. 掌握烟酸的含量测定方法。

2. 学习查阅文献及设计实验的一般流程。

3. 自行选择并设计实验步骤。

【实验药品】

烟酸 nicotinic acid

化学名称：吡啶-3-羧酸。分子式：$C_6H_5NO_2$。分子量：123.11。

烟酸又名尼克酸、维生素 B_3，可由烟碱［1-甲基-2-(3-吡啶基) 吡咯烷］氧化而制得。本品为无色针状晶体，密度为 1.473 g/ml，熔点为 236 ℃，1 g 烟酸溶于 60 ml 水，易溶于沸水和沸醇，不溶于丙二醇、三氯甲烷和碱溶液，不溶于醚及脂类溶剂。本品能升华，无气味，微有酸味。烟酸是人体必需的维生素之一，是一种水溶性维生素，属于 B 族维生素，与烟酰胺一起合称为维生素 PP。

【实验要求】 请自行查阅相关文献，参考提示，判断下列不同实验方法是否可行，制订实验方案，设计实验步骤。

【实验设计】 根据各种烟酸的化学结构及性质制订含量测定方法，提示如下。

1. 滴定分析法 烟酸具有一定的酸性，可考虑进行酸碱滴定。自行查阅烟酸的酸性强弱，判断是需要进行非水滴定；选择合适的滴定方式 (直接滴定法或剩余滴定法)，并说明原因。

2. 紫外-可见分光光度法　烟酸在 263 nm±1 nm 波长处具有最大特征吸收，若处方中其他成分及赋形剂在此附近无吸收，可考虑使用该方法。

3. 高效液相色谱法　高效液相色谱法具有良好的分离能力，是测定混合物含量的首选方法。对于具有一定酸性或碱性的药物，常在流动相中加入一定比例的酸（常有乙酸或磷酸）或碱（常用乙二胺）抑制其解离。对于有紫外吸收的药物常选用紫外检测器或是二极管阵列检测器；对于无紫外吸收的药物则常选用蒸发光散射等通用型检测器。

4. 其他方法　烟酸可与某些化合物反应生成沉淀或其他可用于定量的产物，利用测定反应产物的量可间接测定烟酸的含量。

【实验步骤】　请依据上述原理自行设计实验步骤，依照所设计的步骤进行测定并计算含量。

【注意事项】

1. 注意烟酸片中成分与辅料是否对测定有干扰。

2. 取样量应依据药品的标示量及平均片重进行计算。

【思考题】

1. 烟酸片制备过程是什么？其主要辅料是什么？是否会对测定造成影响？

2. 自行查阅文献，说明烟酸原料药、烟酸片及烟酸注射液三者的含量测定方法有何不同，为什么？

实验十一　化学定量分析设计实验

【实验目的】

1. 掌握药物结构与分析方法的关系。

2. 掌握常用分析方法的基本操作与药物含量的计算。

3. 了解药品分析工作的全过程和如何根据文献进行实验设计。

【实验药品】　根据实验条件从下列药物中选择 2～3 个原料药物或制剂：阿司匹林片、对氨基水杨酸钠、氯贝丁酯胶囊、盐酸去氧肾上腺素注射液、盐酸小檗碱制剂、维生素 C 制剂、倍他米松磷酸钠注射液。

【实验要求】

1. 根据选定的药品，查阅有关文献资料。

2. 对文献内容进行交流、讨论，结合实验室条件确定几种分析方法，并设计实验方案。

3. 独立完成一个药物的含量测定工作，写出分析报告。

【实验设计】　依据所选择的药品理化性质，选择合适的定量方法，写出设计报告，交由教师审阅。

【实验步骤】　请依据所设计的基本原理列出具体实验步骤，依照所设计的步骤进行含量测定并进行计算。

【注意事项】

1. 对不同存在状况的被检药物的分析方法均应进行检索，如不同制剂、不同生物样本中的分析方法，法定的、非法定的方法。

2. 对收集来的文献进行整理、分类，比较各种方法的优缺点及使用范围。了解各种方法的原理、操作要点。

3. 标准液标定和药物含量测定至少平行分析三份，计算相对标准差。若相对标准差不合格，应另取样再行测定。

【思考题】

1. 上述药品的理化性质如何？可利用哪些特殊性质进行含量测定？

2. 上述药品中可能有哪些成分及辅料？会对含量测定产生何种影响？

实验十二　鉴 别 实 验

【实验目的】

1. 掌握典型药物的鉴别方法的基本原理。

2. 掌握根据药物结构特征，区别各类药物，并根据各个药物的专属性实验进行鉴别认证。

3. 能够根据实验设计进行操作，得出实验结论。

4. 学会根据实验目的要求查阅相关文献、设计实验路线。

5. 培养独立分析问题、解决问题的能力和实际动手能力。

【实验药品】

1. 第一组　异烟肼、阿司匹林、维生素 B_1、对乙酰氨基酚、苯巴比妥、炔雌醇、硫酸奎宁。

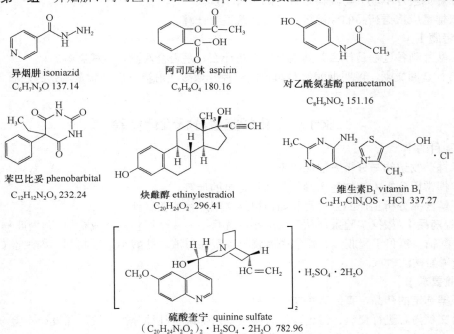

异烟肼 isoniazid
$C_6H_7N_3O$ 137.14

阿司匹林 aspirin
$C_9H_8O_4$ 180.16

对乙酰氨基酚 paracetamol
$C_8H_9NO_2$ 151.16

苯巴比妥 phenobarbital
$C_{12}H_{12}N_2O_3$ 232.24

炔雌醇 ethinylestradiol
$C_{20}H_{24}O_2$ 296.41

维生素B_1 vitamin B_1
$C_{12}H_{17}ClN_4OS \cdot HCl$ 337.27

硫酸奎宁 quinine sulfate
$(C_{20}H_{24}N_2O_2)_2 \cdot H_2SO_4 \cdot 2H_2O$ 782.96

2. 第二组　水杨酸、阿司匹林、苯甲酸、对氨基水杨酸钠。

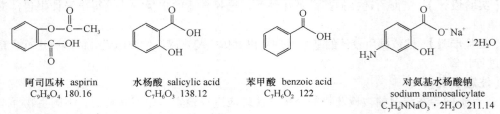

阿司匹林 aspirin
$C_9H_8O_4$ 180.16

水杨酸 salicylic acid
$C_7H_6O_3$ 138.12

苯甲酸 benzoic acid
$C_7H_6O_2$ 122

对氨基水杨酸钠
sodium aminosalicylate
$C_7H_6NNaO_3 \cdot 2H_2O$ 211.14

3. 第三组　苯巴比妥、司可巴比妥钠、硫喷妥钠。

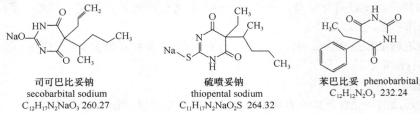

司可巴比妥钠
secobarbital sodium
$C_{12}H_{17}N_2NaO_3$ 260.27

硫喷妥钠
thiopental sodium
$C_{11}H_{17}N_2NaO_2S$ 264.32

苯巴比妥 phenobarbital
$C_{12}H_{12}N_2O_3$ 232.24

【实验要求】　现有几组不同药品，没有标签及标示量，要求学生根据其分子结构及理化特性，通过文献检索，设计实验方案，交指导老师审核后进行实验，并写出设计方案及实验报告。

1. 自行设计区别上述药物的方法，写出实验操作方法、理论依据和反应原理。

2. 根据上述药物的结构、理化特性与鉴别方法的关系，结合自己的实验设计进行讨论，然后根据实验室条件和实验课时数，选择合适的区别与鉴别实验方法。

3. 根据实验设计准备实验，开展实验。对上述没有标签药物进行区别、确证，做好原始记录。写出检验报告。

4. 实验结束后，根据本次实验情况写一份实验总结。

【实验设计】　查找各药品性质，依据文献报道，自行设计方案，实验前写出实验设计报告，内容必须包括仪器和试剂、实验准备、实验流程、注意事项、参考文献。其他有必要或有意义的内容可酌情添加。

【实验步骤】　请依据原理设计实验步骤，并依照所设计的步骤进行鉴别。

【注意事项】

1. 设计实验前需充分了解各类药物的结构与理化特性，个性与共性，即一般鉴别实验与特殊鉴别实验。选择最符合其特性，专属性最强的鉴别方法来区别不同类型的药物；选择各个药物最具特征的专属反应来确证该药物。

2. 应自行设计实验，文献中的方法虽然成熟可靠，但本次实验要求的是将这七种药品区分出来，针对的仅是这七种药品，并非对其进行严格完整的制剂鉴别，故只需考虑这七种药品结构上的不同及理化性质的差异，将其区分出来即可。实验中提供的药物均无标签，在实验中每确证一种药物记得贴好相应的标签，以免遗漏，实验结束时将区别开来已贴好标签的药物、原始记录、检验报告一并交给老师。

3. 设计实验时，应尽量选择最优路线流程操作，以求简便、快速、低耗地得出正确可靠的实验结论。

4. 实验设计报告中的仪器及试剂主要指实验中所要应用的器材、试剂、药品、对照品、标准品等；实验准备主要指实验中所要应用的滴定液、缓冲液、溶液、试液、试纸、指示剂等的配制；实验流程主要指实验的操作步骤及方法，可用示意图、流程图等并辅以文字表示，文字说明应写清实验操作方法及其反应原理，实验流程应明了、清楚，同时尽量简洁；注意事项主要指实验中应格外注意，操作不当易导致实验误差，严重时甚至会引起实验事故的一些问题。参考文献指实验设计中主要参考的文献著作。

5. 原始记录及检验报告均应设计合理。原始记录，各重要原始数据、实验现象均应有相应的足够的地方记录，切不可疏漏，也应避免冗繁；检验报告，各检验项目、现象、结果、结论等均应记录，同样应注意避免疏漏、冗繁。

6. 实验总结的书写内容：评价自己的实验设计报告、原始记录及检验报告有何优点，有何不妥之处，在实验中发现了哪些问题，可以怎样改善，以及其他认为值得讨论的问题。

【思考题】

1. 写出所使用的鉴别方法的基本原理。

2. 本次实验中的药品有不同剂型，必须要考虑辅料的影响。片剂中可能有哪些辅料存在，会产生什么影响？应如何解决？

3. 除了最终选择的实验路线和方法外，还有哪些方法和路线可以选择？请列出你所想到的两种或两种以上的方法和路线。

第十章　创新性实验

实验十三　药物制剂的鉴别、检查及含量测定

【实验目的】

1. 根据药物制剂的成分及性质，查阅相关文献，设计药物质量检验方法。

2. 学会药品分析工作的全过程和如何根据文献进行实验设计。

3. 培养独立分析问题、解决问题的能力及实际动手能力。

【实验药品】

1. **痰咳净**　痰咳净是中药制剂，主要成分为桔梗、苦杏仁、远志、五倍子、冰片、甘草、咖啡因，功能为通窍顺气，止咳，化痰，用于支气管炎、咽炎等引起的咳嗽多痰、气促、气喘。现有的剂型为散剂、片剂、滴丸剂等。请根据具体剂型进行实验设计。

2. **硫酸奎宁片**　硫酸奎宁片为糖衣片，除去糖衣后显白色，含硫酸奎宁应为标示量的95.0%～105.0%。

3. **天麻牛膝胶囊**

（1）处方：天麻 90 g，黄芪 60 g，牛膝 30 g，杜仲炭 45 g，麦冬 45 g，胆南星 30 g，僵蚕 45 g，全蝎 45 g，蜈蚣 12 g。

（2）制备工艺：黄芪、牛膝采用醇提工艺如下。以 70% 乙醇溶液浸渍 12 h，用 10 倍体积的 70% 乙醇溶液以 2 ml/min 的流速渗滤。

杜仲炭、麦冬及醇提药渣则用水提工艺：煎煮 3 次，每次用 10 倍体积的水煎煮 1 h。醇提液、水提液分别浓缩至适量，合并两浓缩液。天麻、胆南星、僵蚕、全蝎、蜈蚣均以过 120 目的细粉形式，等量递增法加入合并的浓缩液中，制湿颗粒，干燥，整粒，制胶囊。

【实验要求】　请学生根据实际剂型及制备工艺，设计出合理的质量标准研究项目，并根据实验室实际条件进行药品的鉴别、检查及含量测定。

1. 自行设计区别上述药物的方法，写出实验操作方法、理论依据和反应原理。

2. 进行专业文献资料的查阅，并撰写检验报告。

【实验设计】　根据上述药物的结构、理化特性与鉴别方法的关系，结合自己的实验设计进行讨论，然后根据实验室条件和实验课时数，选择合适的区别与鉴别实验内容。

实验十四　β受体拮抗药的质量标准制订研究

【实验目的】

1. 掌握药品质量标准制订的基本原则和方法。

2. 掌握药物分析检验的程序、项目和过程。

3. 熟悉药品质量标准的建立过程。

【实验药品】　β受体拮抗药是 20 世纪 60 年代发展起来的一类治疗心血管疾病的代表药物。绝大多数具有异丙肾上腺素分子的基本骨架。临床上主要用于治疗心律失常、心绞痛、高血压、心肌梗死等心血管疾病，应用较广泛。常用的有非选择性β受体拮抗药盐酸普萘洛尔、马来酸噻吗洛尔等；选择性β受体拮抗药阿替洛尔、美托洛尔等。

【实验要求】　在教师的指导下，查阅相关资料，依据药物的结构，制订样品分析方案。根据有关新药研究的指导原则，如"化学药物质量标准建立的规范化过程技术指导原则"与"化学药物质量控制分析方法验证技术指导原则"等，为所提供的药品制订质量标准，并详细完整

地写出实验报告。

【实验设计】

1. 设计原料药质量标准的一般研究项目包括性状、鉴别、杂质检查和含量测定等。请参照马来酸噻吗洛尔质量标准示例为实验室所提供的 β 受体拮抗药制订质量标准。

2. 马来酸噻吗洛尔质量标准示例如下。

马来酸噻吗洛尔

英文名：timolol maleate

$C_{13}H_{24}N_4O_3S \cdot C_4H_4O_4$　432.49

本品为 (−)-1-(叔丁氨基)-3-[(4-吗啉基-1,2,5-噻二唑-3-基) 氧]-2-丙醇马来酸盐。按干燥品计算，含 $C_{13}H_{24}N_4O_3S \cdot C_4H_4O_4$ 不得少于 99.0%。

【性状】 本品为白色结晶性粉末；无臭，味苦。本品在水或甲醇中溶解，在乙醇中略溶，在三氯甲烷中微溶，在环己烷或乙醚中几乎不溶。

1. 熔点 本品的熔点为 199 ～ 203 ℃，熔融时同时分解。

2. 比旋度 取本品，精密称定，加 HCl 溶液（1 mol/L）溶解并定量稀释制成每 1 ml 中约含 0.1 g 的溶液，依法测定（2020 年版《中国药典》四部通则 0612），比旋度为–5.7° 至–6.2°。

3. 吸收系数 取本品，精密称定，加 HCl 溶液（9→1000）溶解并定量稀释制成每 1 ml 中约含 20 μg 的溶液，按照紫外-可见分光光度法，在 295 nm 的波长处测定吸收度，吸收系数（$E_{1cm}^{1\%}$）为 199 ～ 211。

【鉴别】

（1）取本品约 5 mg，加水 1 ml 使溶解，加 $KMnO_4$ 试液 3 滴，紫色立即消失，加热，即生成红棕色沉淀。

（2）取本品约 10 mg，加水 1 ml 溶解，加硫酸铜试液 1 滴，氨试液 1 ml 与二硫化碳-苯（1∶3）2 滴，振摇，苯层显棕黄色至棕色。

（3）本品的红外光吸收图谱应与对照品的图谱一致。

【检查】

1. 酸度 取本品 0.5 g，加蒸馏水 25 ml 使溶解后，依法测定，pH 应为 3.8 ～ 4.3。

2. 有关物质 取本品，加甲醇制成每 1 ml 中含 25 mg 的溶液，照薄层色谱法试验，吸取上述溶液 5 μl，点于硅胶 G 薄层板上，以二氯甲烷-甲醇-浓氨溶液（80∶14∶1）为展开剂，展开后，晾干，在饱和的碘蒸气中显色，除主斑点外，不得显其他斑点。

3. 干燥失重 取本品，在 105 ℃干燥至恒重，减失重量不得过 0.5%。

4. 炽灼残渣 取本品 1.0 g，依法检查（2020 年版《中国药典》四部通则 0841），遗留残渣不得过 0.1 %。

5. 重金属 取炽灼残渣项下遗留的残渣，依法检查（2020 年版《中国药典》四部通则 0821 第二法），含重金属不得过百万分之二十。

【含量测定】 取本品 0.3 g，精密称定，加冰醋酸 10 ml 溶解后，加乙酸酐 10 ml 与结晶紫指示剂 1 滴，用高氯酸滴定液（0.1 mol/L）滴定至溶液显蓝色，并将滴定的结果用空白试验校正。每 1 ml 高氯酸滴定液（0.1 mol/L）相当于 43.25 mg 的 $C_{13}H_{24}N_4O_3S \cdot C_4H_4O_4$。

附录 药物分析常见术语的英文表达

中文术语	英文术语
分析化学	analytical chemistry
定性分析	qualitative analysis
定量分析	quantitative analysis
物理分析	physical analysis
物理化学分析	physico-chemical analysis
仪器分析法	instrumental analysis
化学计量学	chemometrics
绝对误差	absolute error
相对误差	relative error
系统误差	systematic error
随机误差	accidental error
有效数字	significant figure
显著性水平	level of significance
置信水平	confidence level
灵敏度	sensitivity
精密度	precision
标准差	standard deviation, SD
相对标准差	relative standard deviation, RSD
变异系数	coefficient of variation, CV
批内精密度	within-run precision
日内精密度	within-day precision
批间精密度	between-run precision
日间精密度	day to day precision
准确度	accuracy
定量限	limit of quantitation, LOQ
检测限	limit of detection, LOD
选择性	selectivity
专属性	specificity
线性与范围	linearity and range
耐用性	robustness
最低检出量	minimum detectable quantity
最低检出浓度	minimum detectable concentration
滴定分析法	titrimetric analysis
滴定	titration

中文术语	英文术语
容量分析法	volumetric analysis
化学计量点	stoichiometric point
酸碱滴定法	acid-base titration
非水滴定法	nonaqueous titration
配位滴定法	complexometry
氧化还原滴定法	oxidation-reduction titration
沉淀滴定法	precipitation titration
重量分析法	gravimetric analysis
电化学分析	electrochemical analysis
电位法	potentiometry
直接电位法	direct potentiometry
电位滴定法	potentiometric titration
光谱分析法	spectroscopic analysis
原子发射光谱法	atomic emission spectroscopy
质谱法	mass spectroscopy, MS
紫外-可见分光光度法	ultraviolet and visible spectrophotometry, UV-vis
透光率	transmittance, T
吸光度	absorbance, A
荧光分析法	fluorometry
激发光谱	excitation spectrum
荧光光谱	fluorescence spectrum
红外线	infrared ray, IR
核磁共振	nuclear magnetic resonance, NMR
化学位移	chemical shift
气相色谱	gas chromatography
高效液相色谱	high performance liquid chromatography
气相色谱-质谱联用	gas chromatography-mass spectrometry, GC-MS
高效液相色谱-质谱联用	high performance liquid chromatography-mass spectrometry, HPLC-MS
高效毛细管电泳法	high performance capillary electrophoresis, HPCE
薄层色谱法	thin layer chromatography, TLC
固定相	stationary phase
流动相	mobile phase
保留时间	retention time
保留体积	retention volume
半峰宽	peak width at half height, $W_{1/2}$
分配系数	distribution coefficient
分离度	resolution, R

中文术语	英文术语
归一化法	normalization method
外标法	external standardization
扫尾剂	tailing-suppressing reagent
拖尾因子	tailing factor
良好药品临床试验规范	good clinical practice, GCP
分析质量管理	analytical quality control, AQC
药物的鉴别试验	identification test
一般鉴别试验	general identification test
专属鉴别试验	specific identification test
古蔡氏法	Gutzeit method
硫酸灰分	sulphated ash
炽灼残渣	residue on ignition
热解重量分析法	thermogravimetric analysis, TGA
差示热分析法	differential thermal analysis, DTA
差示扫描量热法	differential scanning calorimetry, DSC
氧瓶燃烧法	oxygen flask combustion method
血浆	plasma
血清	serum
全血	whole blood

附　表

附表一　常用式量（根据1999年公布的原子量计算）

分子式	分子量	分子式	分子量
AgBr	187.772	$KBrO_3$	167.0005
AgCl	143.321	KCl	74.551
AgI	234.772	$KClO_4$	138.549
$AgNO_3$	169.873	K_2CO_3	138.206
Al_2O_3	101.9612	K_2CrO_4	194.194
As_2O_3	197.8414	K_2CrO_7	294.188
$BaCl_2 \cdot 2H_2O$	244.263	KH_2PO_4	136.086
BaO	153.326	$KHSO_4$	136.170
$Ba(OH)_2 \cdot 8H_2O$	315.467	KI	166.003
$BaSO_4$	233.391	KIO_3	214.001
$CaCO_3$	100.087	$KIO_3 \cdot HIO_3$	389.91
CaO	56.0774	$KMnO_4$	158.034
$Ca(OH)_2$	74.093	KNO_2	85.10
CO_2	44.0100	KOH	56.106
CuO	79.545	K_2PtCl_6	486.00
Cu_2O	143.091	KSCN	97.182
$CuSO_4 \cdot 5H_2O$	249.686	$MgCO_3$	84.314
FeO	71.85	$MgCl_2$	95.211
Fe_2O_3	159.69	$MgSO_4 \cdot 7H_2O$	246.476
$FeSO_4 \cdot 7H_2O$	278.0176	$MgNH_4PO_4 \cdot 6H_2O$	245.407
$FeSO_4(NH)_4SO_4 \cdot 6H_2O$	392.1429	MgO	40.304
H_3BO_3	61.8330	$Mg(OH)_2$	58.320
HCl	36.4606	$Mg_2P_2O_7$	222.553
$HClO_4$	100.4582	$Na_2B_4O_7 \cdot 10H_2O$	381.372
HNO_3	63.0129	NaBr	102.894
H_2O	18.01531	NaCl	58.4890
H_2O_2	34.0147	Na_2CO_3	105.9890
H_3PO_4	97.9953	$NaHCO_3$	84.0071
H_2SO_4	98.0795	$Na_2HPO_4 \cdot 12H_2O$	358.143
I_2	253.809	$NaNO_2$	69.00
$KAl(SO_4)_2 \cdot 12H_2O$	474.3904	Na_2O	61.9790
KBr	119.002	NaOH	39.9972

续表

分子式	分子量	分子式	分子量
$Na_2S_2O_3$	158.110	SO_3	80.064
$Na_2S_2O_3 \cdot 5H_2O$	248.186	ZnO	81.39
NH_3	17.03	$HC_2H_3O_2$（乙酸）	60.05
NH_4Cl	53.49	$H_2C_2O_4 \cdot 2H_2O$	126.07
NH_4OH	35.05	$KHC_4H_4O_6$（酒石酸氢钾）	188.178
$(NH_4)_3PO_4 \cdot 12MoO_3$	1876.35	$KHC_8H_4O_4$（邻苯二甲酸氢钾）	204.224
$(NH_4)_2SO_4$	132.141	$K(SbO)C_4H_4O_6 \cdot 1/2H_2O$（酒石酸锑钾）	333.928
$PbCrO_4$	323.19	$Na_2C_2O_4$（草酸钠）	134.00
PbO_2	239.20	$NaC_7H_5O_2$（苯甲酸钠）	144.11
$PbSO_4$	303.26	$Na_3C_6H_5O_7 \cdot 2H_2O$（柠檬酸钠）	294.12
P_2O_5	141.945	$Na_2H_2C_{10}H_{12}O_8N_2 2H_2O$（EDTA二钠二水合物）	372.240
SiO_2	60.085		
SO_2	64.065		

附表二　常用酸碱的密度和浓度

溶液名称	密度（g/cm³）	质量分数（%）	物质的量浓度（mol/L）
浓硫酸	1.84	95～96	18
稀硫酸	1.18	25	3
稀硫酸	1.06	9	1
浓盐酸	1.19	38	12
稀盐酸	1.10	20	6
稀盐酸	1.03	7	2
浓硝酸	1.40	65	14
稀硝酸	1.20	32	6
稀硝酸	1.07	12	2
稀高氯酸	1.12	19	2
浓氢氟酸	1.13	40	23
氢溴酸	1.38	40	7
氢碘酸	1.70	57	7.5
冰醋酸	1.05	99～100	17.5
稀乙酸	1.04	35	6
稀乙酸	1.02	12	2
浓氢氧化钠	1.36	33	11
稀氢氧化钠	1.09	8	2
浓氨水	0.88	35	18

续表

溶液名称	密度（g/cm³）	质量分数（%）	物质的量浓度（mol/L）
浓氨水	0.91	25	13.5
稀氨水	0.96	11	6
稀氨水	0.99	3.5	2

附表三　常用缓冲溶液的配制

缓冲溶液组成	pK_a	pH	配制方法
氨基乙酸-HCl	2.3(pK_{a1})	2.3	氨基乙酸 150 g 溶于 500 ml 水中，加浓盐酸 80 ml，以水稀释至 1 L
Na₂HPO₄-柠檬酸盐		2.5	Na₂HPO₄·12H₂O 113 g 溶于 200 ml 水，加柠檬酸 387 g，溶解，过滤后，稀释至 1 L
一氯乙酸-NaOH	2.86	2.8	200 g 一氯乙酸溶于 200 ml 水中，加 NaOH 40 g 溶解后，稀释至 1 L
邻苯二甲酸氢钾-HCl	2.95(pK_{a1})	2.9	500 mg 邻苯二甲酸氢钾溶于 500 ml 水中，加浓盐酸 80 ml，稀释至 1 L
甲酸-NaOH	3.76	3.7	95 g 甲酸和 NaOH 40 g 溶于 500 ml 水中，稀释至 1 L
乙酸铵-乙酸		4.5	乙酸铵 77 g 溶于 200 ml 水中，加冰醋酸 59 ml，稀释至 1 L
乙酸钠-乙酸	4.76	4.7	无水乙酸钠 83 g 溶于水中，加冰醋酸 60 ml，稀释至 1 L
乙酸钠-乙酸	4.76	5.0	无水乙酸钠 160 g 溶于水中，加冰醋酸 60 ml，稀释至 1 L
乙酸钠-乙酸		5.0	无水乙酸钠 250 g 溶于水中，加冰醋酸 25 ml，稀释至 1 L
六亚甲基四胺-HCl	5.15	5.4	六亚甲基四胺 40 g 于 200 ml 水中，加浓盐酸 10 ml，稀释至 1 L
乙酸钠-乙酸		6.0	无水乙酸钠 600 g 溶于水中，加冰醋酸 20 ml，稀释至 1 L
Tris（三羟甲基氨基甲烷）-HCl	8.21	8.2	25 g Tris 溶于水中，加浓盐酸 8 ml，稀释至 1 L
氨水-氯化铵	9.26	9.2	氯化铵 54 g 溶于水中，加浓氨水 63 ml，稀释至 1 L
氨水-氯化铵	9.26	10.0	氯化铵 54 g 溶于水中，加浓氨水 350 ml，稀释至 1 L

注：①缓冲溶液配制后可用 pH 试纸或 pH 计检查。如 pH 不对，可用共轭酸或碱调节。②若需增加或减少缓冲溶液的缓冲容量，可相应增加或减少共轭酸碱对物质的量。③其他常用缓冲溶液的配制方法可参照《中国药典》附录

附表四　常用指示剂

（一）常用酸碱指示剂

指示剂	变色范围 pH	颜色 酸色	颜色 碱色	pK_{In}	浓度	配制方法
百里酚蓝	1.2～2.8	红	黄	1.65	0.1% 的 20% 乙醇溶液	0.1 g 指示剂溶于 100 ml 20% 乙醇溶液
甲基橙	3.1～4.4	红	黄	3.45	0.05% 的水溶液	0.05 g 指示剂溶于 100 ml 水
溴酚蓝	2.8～4.6	黄	紫	4.1	0.1% 的 20% 乙醇溶液或其钠盐的水溶液	0.1 g 指示剂溶于 100 ml 20% 乙醇溶液
溴甲酚绿	3.6～5.2	黄	蓝	4.9	0.1% 的 20% 乙醇溶液	0.1 g 指示剂溶于 100 ml 20% 乙醇溶液
甲基红	4.4～6.3	红	黄	5.1	0.1% 的 60% 乙醇溶液或其钠盐的水溶液	0.1 g 指示剂溶于 100 ml 60% 乙醇溶液
溴百里酚蓝	6.2～7.6	黄	蓝	7.3	0.1% 的 20% 乙醇溶液或其钠盐的水溶液	0.1 g 指示剂溶于 100 ml 20% 乙醇溶液

续表

指示剂	变色范围 pH	颜色 酸色	颜色 碱色	pK_{In}	浓度	配制方法
中性红	6.8 ~ 8.0	红	黄	7.4	0.1% 的 60% 乙醇溶液	0.1 g 指示剂溶于 100 ml 60% 乙醇溶液
酚红	6.7 ~ 8.4	黄	红	8.0	0.1% 的 60% 乙醇溶液或其钠盐的水溶液	0.1 g 指示剂溶于 100 ml 60% 乙醇溶液
酚酞	8.3 ~ 10.0	无	红	9.1	0.5% 的 90% 乙醇溶液	1 g 指示剂溶于 100 ml 90% 乙醇溶液
百里酚酞	9.4 ~ 10.6	无	蓝	10.0	0.1% 的 90% 乙醇溶液	0.1 g 指示剂溶于 100 ml 90% 乙醇溶液

（二）常用混合酸碱指示剂

混合指示剂的组成	变色点 pH	颜色 酸色	颜色 碱色	备注
一份 0.1% 甲基黄乙醇溶液 一份 0.1% 次甲基蓝乙醇溶液	3.25	蓝紫	绿	pH 3.4 绿色 pH 3.2 蓝紫色
一份 0.1% 甲基橙水溶液 一份 0.25% 靛蓝二磺酸钠水溶液	4.1	紫	黄绿	pH 4.1 灰色
三份 0.1% 溴甲酚绿乙醇溶液 一份 0.2% 甲基红乙醇溶液	5.1	酒红	绿	颜色变化显著
一份 0.1% 溴甲酚绿钠盐水溶液 一份 0.1% 氯酚红钠盐水溶液	6.1	黄绿	蓝紫	pH 5.4 蓝绿色 pH 5.8 蓝色 pH 6.0 蓝带紫；pH 6.2 蓝紫
一份 0.1% 中性红乙醇溶液 一份 0.1% 次甲基蓝乙醇溶液	7.0	蓝紫	绿	pH 7.0 紫蓝
一份 0.1% 甲酚红钠盐水溶液 三份 0.1% 百里酚蓝钠盐水溶液	8.3	黄	紫	pH 8.2 玫瑰色 pH 8.4 紫色
一份 0.1% 百里酚蓝 50% 乙醇溶液 三份 0.1% 酚酞 50% 乙醇溶液	9.0	黄	紫	pH 9.0 绿色
二份 0.1% 百里酚酞乙醇溶液 一份 0.1% 茜素黄乙醇溶液	10.2	黄	紫	

（三）非水酸碱滴定常用指示剂

指示剂	颜色 碱色	颜色 酸色	溶液配制方法
结晶紫	紫	蓝、绿、黄	0.5 g 指示剂溶于 100 ml 冰醋酸
α-萘酚苯甲醇	黄	绿	0.5 g 指示剂溶于 100 ml 冰醋酸
喹哪啶红	红	无	0.1 g 指示剂溶于 100 ml 无水甲醇
橙黄Ⅳ	橙黄	红	0.5 g 指示剂溶于 100 ml 冰醋酸
中性红	粉红	蓝	0.1 g 指示剂溶于 100 ml 冰醋酸
二甲基黄	黄	肉红	0.1 g 指示剂溶于 100 ml 三氯甲烷
甲基橙	黄	红	0.1 g 指示剂溶于 100 ml 无水乙醇
偶氮紫	红	蓝	0.1 g 指示剂溶于 100 ml 二甲基甲酰胺

续表

指示剂	颜色		溶液配制方法
	碱色	酸色	
百里酚蓝	黄	蓝	0.3 g 指示剂溶于 100 ml 无水甲醇
二甲基黄-溶剂蓝 19	绿	紫	二甲基黄、溶剂蓝 19 各 15 mg，溶于 100 ml 三氯甲烷
甲基橙-二甲苯蓝 FF	绿	蓝灰	甲基橙与二甲苯蓝 FF 各 0.1 g，溶于 100 ml 乙醇

（四）常用金属指示剂

指示剂	pH 范围	颜色		直接滴定离子	溶液配制方法
		In	MIn		
铬黑 T（EBT）	7～10	蓝	红	Mg^{2+}、Zn^{2+}、Cd^{2+}、Mn^{2+}、稀土	0.5 g 指示剂溶于 100 ml 水
二甲酚橙（XO）	＜6	亮黄	红紫	pH＜1 ZrO^{2+} pH1～3 Bi^{3+}、Th^{4+} pH 5～6 Zn^{2+}、Pb^{2+}（回滴） Cd^{2+}、Hg^{2+}稀土	0.2 g 指示剂溶于 100 ml 水
吡啶偶氮萘酚（PAN）	2～12	黄	红	pH 2～3 Bi^{3+}、Th^{4+} pH 4～5 Cu^{3+}、Th^{2+}	0.1 g 指示剂溶于 100 ml 乙醇
钙指示剂（NN）	10～13	纯蓝	酒红	Ca^{2+}	0.5 g 指示剂溶于 100 ml 乙醇

（五）常用氧化还原指示剂

指示剂	颜色		φ_j^θ(V) （[H^+]=1 mol/L）	溶液配制方法
	氧化型颜色	还原型颜色		
亚甲蓝	绿蓝	无色	0.53	0.05 g 指示剂溶于 100 ml 水
二苯胺	紫色	无色	0.76	1 g 指示剂溶于 100 ml 浓硫酸
二苯胺磺酸钠	红紫	无色	0.84	0.5 g 指示剂溶于 100 ml 水
邻二氮菲亚铁	淡蓝	红色	1.06	1.485 g 邻二氮菲加 0.965 g $FeSO_4$，溶解，稀释至 100 ml

（六）常用的吸附指示剂

指示剂	被测离子	滴定剂	适用的 pH 范围	溶液配制方法
荧光黄	Cl^-	Ag^+	pH 7～10	0.2 g 指示剂溶于 100 ml 乙醇
二氯荧光黄	Cl^-	Ag^+	pH 4～10	0.1 g 指示剂溶于 100 ml 水
伊红	Br^-、I^-、SCN^-	Ag^+	pH 2～10	0.5 g 指示剂溶于 100 ml 水
甲基紫	SO_4^{2-}、Ag^+	Ba^{2+}、Cl^-	pH 1.5～3.5	0.1 g 指示剂溶于 100 ml 水
溴酚蓝	Hg^{2+}	Cl^-、Br^-	酸性溶液	0.1 g 指示剂溶于 100 ml 水
二甲基二碘荧光黄	I^-	Ag^+	中性	

附表五　常用基准物质的干燥条件和应用范围

基准物质 名称	基准物质 化学式	干燥后的组成	干燥条件	标定对象
无水碳酸钠	Na_2CO_3	Na_2CO_3	$270 \sim 300$ ℃	酸
十水合碳酸钠	$Na_2CO_3 \cdot 10H_2O$	Na_2CO_3	$270 \sim 300$ ℃	酸
硼砂	$Na_2B_4O_7 \cdot 10H_2O$	$Na_2B_4O_7 \cdot 10H_2O$	放入装有 NaCl 和蔗糖饱和溶液的干燥器中	酸
二水合草酸	$H_2C_2O_4 \cdot 2H_2O$	$H_2C_2O_4 \cdot 2H_2O$	室温空气干燥	碱或 $KMnO_4$
邻苯二甲酸氢钾	$KHC_8H_4O_4$	$KHC_8H_4O_4$	$105 \sim 110$ ℃	碱或 $HClO_4$
重铬酸钾	$K_2Cr_2O_7$	$K_2Cr_2O_7$	$140 \sim 150$ ℃	还原剂
溴酸钾	$KBrO_3$	$KBrO_3$	150 ℃	还原剂
碘酸钾	KIO_3	KIO_3	130 ℃	还原剂
草酸钠	$Na_2C_2O_4$	$Na_2C_2O_4$	130 ℃	氧化剂
三氧化二砷	As_2O_3	As_2O_3	室温干燥器中	氧化剂
锌	Zn	Zn	室温干燥器中	EDTA
氧化锌	ZnO	ZnO	800 ℃	EDTA
氯化钠	$NaCl$	$NaCl$	$500 \sim 600$ ℃	$AgNO_3$
苯甲酸	$C_7H_6O_2$	$C_7H_6O_2$	硫酸干燥器中干燥至恒重	CH_3ONa
对氨基苯磺酸	$C_6H_7O_3NS$	$C_6H_7O_3NS$	120 ℃	$NaNO_2$

附表六　常用溶剂的截止波长和黏度

溶剂	截止波长（nm）	黏度	溶剂	截止波长（nm）	黏度
水	200	1.00	二氯甲烷	235	0.44
环己烷	200	1.00	乙酸	230	1.26
甲醇	205	0.60	三氯甲烷	245	0.57
乙醚	210	0.23	乙酸乙酯	260	0.45
异丙醇	210	2.3	苯	260	0.65
正丁醇	210	2.95	甲苯	285	0.59
乙醇	215	1.20	丙酮	330	0.32
对二氧六环	220	1.54	二硫化碳	385	0.37